Sarra Nasri
Ilhem Ben Othmen
Rihab Dakhli

Selagem imediata da dentina: Uma opção ou um imperativo?

Sarra Nasri
Ilhem Ben Othmen
Rihab Dakhli

Selagem imediata da dentina: Uma opção ou um imperativo?

Selagem imediata da dentina

ScienciaScripts

Imprint

Any brand names and product names mentioned in this book are subject to trademark, brand or patent protection and are trademarks or registered trademarks of their respective holders. The use of brand names, product names, common names, trade names, product descriptions etc. even without a particular marking in this work is in no way to be construed to mean that such names may be regarded as unrestricted in respect of trademark and brand protection legislation and could thus be used by anyone.

Cover image: www.ingimage.com

This book is a translation from the original published under ISBN 978-620-6-77248-4.

Publisher:
Sciencia Scripts
is a trademark of
Dodo Books Indian Ocean Ltd. and OmniScriptum S.R.L publishing group

120 High Road, East Finchley, London, N2 9ED, United Kingdom
Str. Armeneasca 28/1, office 1, Chisinau MD-2012, Republic of Moldova, Europe
Printed at: see last page
ISBN: 978-620-8-18499-5

Conteúdo

Introdução

As restaurações indirectas, embora mais dispendiosas e demoradas do que as restaurações diretas, oferecem várias vantagens: reduzem a contração dos polímeros [1] e proporcionam propriedades estéticas, físicas e mecânicas superiores através da pós-cura com luz ou calor. Também asseguram uma morfologia oclusal ideal, contactos interproximais adequados e compatibilidade de desgaste com os dentes opostos [1, 2]. Além disso, as restaurações indirectas são benéficas para restaurar preparações profundas com margens gengivais em dentina [3].

Na dentisteria de restauração, a preservação do tecido dentário é uma prioridade. Por isso, são utilizadas restaurações minimamente invasivas como inlays, onlays e facetas laminadas. No entanto, a exposição dos túbulos dentinários é inevitável, independentemente da quantidade de substância dentária removida [4]. Os materiais de cimentação provisória muitas vezes não proporcionam um selamento adequado, deixando a dentina exposta vulnerável à microinfiltração bacteriana e a estímulos químicos e mecânicos durante procedimentos como a moldagem, o enxaguamento, a secagem, a função e a remoção de materiais provisórios [5].

Para resolver estes problemas e proteger a polpa, a aplicação imediata de um agente de ligação à dentina (DBA) após a preparação do dente e antes da moldagem foi introduzida por Pashley et al. no início da década de 1990 [6]. Este método, conhecido como "selamento dentinário imediato" (IDS), também é referido como "pré-hibridização", "técnica de ligação dupla" e "técnica de revestimento de resina" [7]. Nos procedimentos convencionais, o selamento dentinário ocorre na fase de ligação da restauração final (selamento dentinário tardio [DDS]) [8], o que deixa a dentina exposta suscetível à infiltração bacteriana durante a provisionalização. Em contraste, a técnica IDS envolve a aplicação de adesivos dentinários antes da fase provisória, o que reduz a microinfiltração bacteriana, a hipersensibilidade da dentina, a formação de fendas e melhora a resistência de união [9].

Este trabalho explorará, em primeiro lugar, a evolução do procedimento de colagem e destacará os desafios específicos associados à colagem da dentina. De seguida, discutiremos o desenvolvimento e os benefícios do procedimento de selamento imediato da dentina.

CAPÍTULO 1

Colagem à dentina: Problemática

1. Ligação

1.1. Definição

A essência da colagem em medicina dentária reside no estabelecimento de uma ligação físico-química entre duas superfícies colocadas em contacto íntimo. Este processo compreende três componentes fundamentais:

1.   O substrato: Diz respeito à superfície a que se destina a colagem, que pode consistir em esmalte ou dentina.

2.   O Polímero ou Adesivo de Ligação: Este componente serve como agente intermediário, facilitando a adesão entre o substrato e o material de restauração.

3.   O componente restaurador: Refere-se ao material utilizado para a restauração atual, que pode incluir metais, compósitos ou cerâmica [10]

A colagem é uma técnica fundamental em medicina dentária, oferecendo um meio de reter as restaurações de forma eficaz, respeitando os princípios de conservação e estética. Permite procedimentos de preparação minimamente invasivos e confere uma resistência adicional à restauração colada. A execução meticulosa dos protocolos de colagem é imperativa para garantir a previsibilidade e a longevidade das restaurações dentárias. [11]

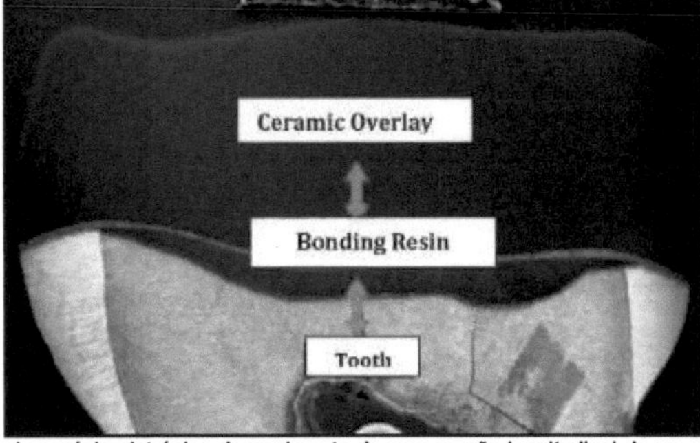

Figura 1: Fotografia ao microscópio eletrónico de varrimento de uma secção longitudinal de um molar restaurado com um overlay de dissilicato de lítio colado. A secção mostra os diferentes componentes do complexo "restauração ligada - resina de ligação - dente". Os três componentes devem trabalhar em sinergia para garantir a durabilidade da restauração. [12]

1.2. Os diferentes tipos de adesivos dentários

• .2.1. Definição

Os adesivos dentários, também designados por cimentos de resina, são materiais fluidos aplicados entre superfícies preparadas para facilitar a sua união após o endurecimento. A eficácia do adesivo depende da sua capacidade de estabelecer ligações robustas nas interfaces, nomeadamente, a interface material/adesivo e a interface adesivo/tecido dentário. A qualidade destas interfaces depende de factores como a composição do polímero de ligação e o tratamento aplicado tanto ao substrato como à restauração [10,12,13].

As resinas, resultantes da polimerização de moléculas metacrílicas, constituem uma pedra angular dos materiais dentários utilizados diariamente na prática clínica. Estas resinas são aplicadas em adesivos e materiais compósitos. Os adesivos, caracterizados por uma elevada fluidez, penetram nas superfícies rugosas dos dentes tratados para estabelecer uma ligação mecânica, enquanto os agentes de cimentação, carregados de partículas, facilitam a ligação mecânica entre a camada adesiva e a prótese.

Nos sistemas adesivos, as resinas são normalmente combinadas com agentes do tipo primário que modificam

• .2.2. Classificação com base no modo de polimerização

As colas dentárias podem ser classificadas de acordo com o seu modo de iniciação da polimerização. Este processo pode ser instigado por uma fonte de luz, como se verifica nas colas fotopolimerizáveis, ou através de um mecanismo químico que envolve uma mistura do tipo "base/catalisador". Além disso, alguns adesivos apresentam uma combinação de processos de polimerização fotoquímicos e químicos [11].

- **Polimerização química (Autopolimerização):**
- Adequado para cavidades profundas
- Assegura uma polimerização completa
- Oferece um tempo de processamento alargado
- Requer procedimentos de acabamento meticulosos e demorados [11].
- **Cura ligeira**
- Proporciona um tempo de trabalho alargado
- Requer a remoção do excesso de material antes da polimerização
- Facilita procedimentos de acabamento mais rápidos
- Risco de polimerização incompleta, particularmente com restaurações espessas ou opacas [11].
- **Polimerização dupla:**

Este método envolve a iniciação da polimerização com luz para ativar a camada composta superficial, complementada por um fenómeno de autopolimerização química para camadas compostas mais profundas.

É de salientar que alguns adesivos modernos de frasco único [auto-condicionantes] incorporam ácidos fracos que inibem a polimerização química das resinas de ligação quimio-polimerizáveis, impedindo assim uma adesão adequada [11].

1.2.3. Classificação com base no potencial adesivo

1.2.3.1. Cimentos de ligação sem potencial adesivo

Trata-se de resinas compostas micropreenchidas, também conhecidas como compósitos de ligação. A sua composição assemelha-se muito à dos compósitos de restauração, embora com uma maior proporção de resina para obter uma menor viscosidade. São utilizadas em conjunto com um sistema adesivo amelodentinário, que se infiltra nas micro-rugosidades das superfícies dentárias previamente gravadas, criando assim uma micro-cavidade mecânica. Posteriormente, os adesivos facilitam o processo de ligação entre a camada adesiva e o elemento protético, auxiliados por um revestimento de silano que cobre os intrados. Estes compósitos de ligação apresentam valores de adesão superiores, particularmente benéficos para preparações menos retentivas, tais como facetas [14,15].

Estas colas distinguem-se notavelmente pelo seu apelo estético superior, apresentando um espetro mais alargado de cores disponíveis. São particularmente favorecidas para aplicação em cerâmicas vítreas e compósitos.

Os compósitos de restauração, sem potencial adesivo inerente, podem ser reutilizados como adesivos, desde que sejam pré-aquecidos a 67 graus Celsius (Rickman, 2011) antes da aplicação para obter uma viscosidade adequadamente baixa. Esta abordagem é vantajosa devido às propriedades mecânicas melhoradas conferidas pelo seu elevado teor de carga mineral [16].

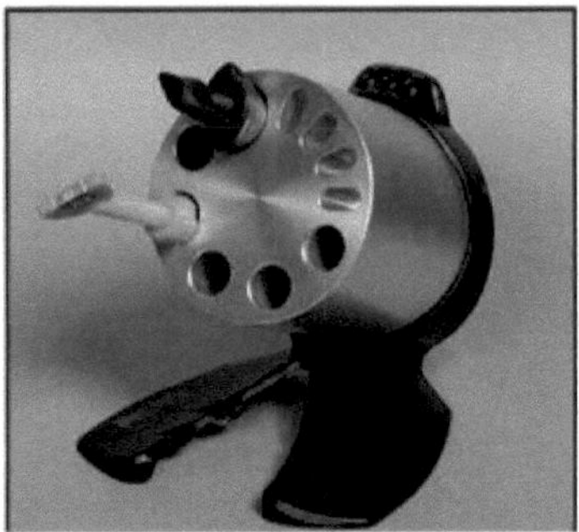

Figura 2: Um aquecedor de resina (Micerium S.p.A). [17]

Estas colas são reconhecidas pelas suas qualidades estéticas superiores, oferecendo uma gama diversificada de cores à escolha. São normalmente utilizadas em conjunto com cerâmicas vítreas e materiais compósitos.

Os compósitos restauradores podem servir como adesivos, apesar de não possuírem propriedades adesivas inerentes, desde que sejam aquecidos a 67 graus Celsius (Rickman, 2011) antes da aplicação para obter uma viscosidade óptima. Esta abordagem é vantajosa devido às propriedades mecânicas melhoradas conferidas pela sua elevada concentração de cargas minerais.

1.2.3.2. Cimentos de ligação com potencial adesivo

Estes adesivos consistem tipicamente em formulações não preenchidas, normalmente designadas por adesivos verdadeiros, que incorporam monómeros reactivos com elevado potencial de adesão [18]. Possuem uma vasta experiência clínica que atesta a sua fiabilidade e eficácia, que tem sido bem estabelecida ao longo do tempo.

No entanto, é importante notar que os seus protocolos de aplicação exigem uma atenção meticulosa aos pormenores e à precisão.

Resinas "4 META":

Em 1978, Nakabayashi e Takeyama introduziram uma resina acrílica com dois novos compostos:

- 4-META (anidrido trimelitato de 4-metacriloiloiloxietilo);
- Tri-n-butil-borano (TBB).

Estas resinas 4-META emergiram rapidamente como a escolha preferida para a colagem de ligas metálicas. A adesão obtida após jato de areia com alumina excede os 15-20 MPa em ligas não preciosas. A adesão efectiva aos tecidos dentários, particularmente à dentina, é facilitada pela formação de uma camada híbrida de alta qualidade. Uma caraterística distintiva das resinas 4-META é a retenção de um grau de plasticidade pós-polimerização, permitindo a absorção de tensões mecânicas e mitigando o risco de delaminação [11].

Resinas MDP:

Em 1981, a Kuraray desenvolveu um monómero que contém fosfato, especificamente MDP-10 [Methacryloyloxydecyl Dihydrogen Phosphate], que aumenta significativamente a adesão à dentina. A resina MDP não só melhora a adesão ao esmalte e à dentina, como também forma uma ligação altamente eficaz com ligas metálicas. Panavia® é a designação comercial para esta resina MDP. Em particular, o material endurece anaerobicamente, proporcionando um tempo de trabalho alargado, com a polimerização iniciada após a aplicação de um gel de isolamento. O resultado estético assemelha-se muito ao de uma resina composta [11].

I.2.3.3. Adesivos autocondicionantes

Os cimentos auto-adesivos, uma introdução recente no campo, têm dados clínicos limitados disponíveis relativamente à sua utilização.

Também designados por cimento de ligação autoadesivo, a sua principal vantagem reside na sua aplicação direta e fácil de utilizar. Estes cimentos utilizam um mecanismo de polimerização duplo.

Apresentam caraterísticas auto-adesivas e auto-condicionantes devido à sua matriz orgânica, que incorpora metacrilatos multifuncionais de ácido fosfórico ou carboxílico capazes de se ligarem a vários substratos. A sua elevada viscosidade elimina a necessidade de tratamento prévio da dentina, o que os torna particularmente vantajosos em casos de hipersensibilidade pulpar.

Contrariamente às recomendações do fabricante, a literatura sugere o condicionamento do esmalte com ácido ortofosfórico a 37% durante 30 segundos para melhorar a adesão. No entanto, não é necessário qualquer pré-tratamento da superfície da prótese. As colas auto-adesivas estão a substituir gradualmente os sistemas adesivos convencionais devido à sua facilidade de utilização comparável, especialmente devido à gestão simplificada da humidade que oferecem.

O adesivo de referência dentro desta categoria é o RelyX Unicem, conhecido pela sua adesão superior e tempo de presa reduzido. Embora contenha flúor, o seu potencial cariostático permanece não comprovado.

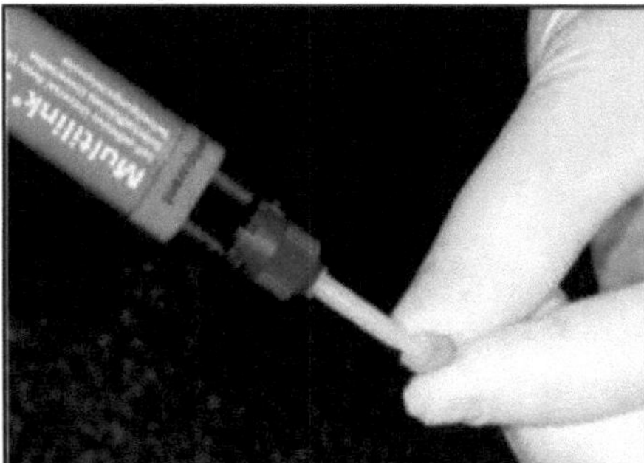

Figura 3: Multilink® é um exemplo de um adesivo autoadesivo e auto-condicionante [19].

1.3. Vantagens e desvantagens da colagem de compósitos em relação aos cimentos

<u>Vantagens</u>

- Maior resistência à compressão e à flexão.
- Solubilidade reduzida.
- Adesão superior ao esmalte, dentina, bem como a restaurações de compósito ou cerâmica.
- Polimento fácil.
- Maior resistência à abrasão.
- Melhoria da translucidez e dos resultados estéticos.

[11]

<u>Desvantagens:</u>
- Coeficiente de expansão térmica elevado.
- Formação de uma camada inibida na superfície devido ao oxigénio.
- Incompatibilidade com substâncias à base de eugenol.
- Tolerância reduzida aos erros de tratamento. [11]

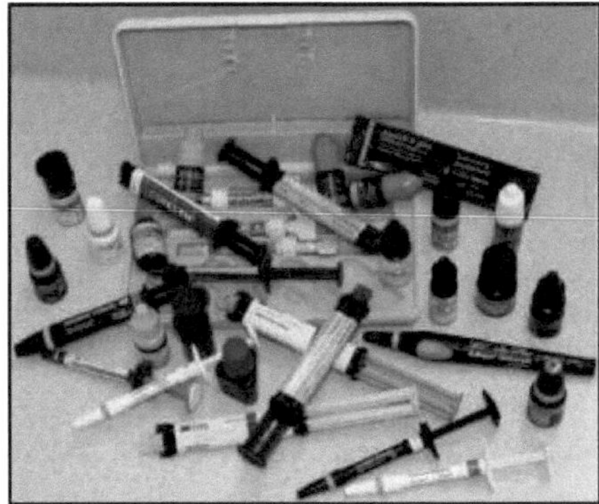

Figura 4: Uma pequena amostra dos muitos sistemas de ligação disponíveis para restaurações indirectas [20].

2. Aspectos fundamentais da adesão aos tecidos dentários

Garantir a aplicação bem sucedida de cimentos de resina e o estabelecimento de uma interface adesiva duradoura continua a ser uma preocupação proeminente, em grande parte atribuída à degradação do complexo de ligação no ambiente oral.

O esmalte e a dentina, os dois tecidos que compõem o dente, apresentam composições químicas e caraterísticas físicas distintas. O esmalte é caracterizado pela sua dureza e fragilidade, enquanto a dentina possui uma natureza mais macia e flexível. Esta dualidade nas propriedades dos tecidos contribui significativamente para a resiliência mecânica do dente, mas coloca desafios nos processos adesivos. [11]

2.1. Adesão do esmalte

2.1.1. Composição

O esmalte dentário, conhecido como a substância mais dura do corpo humano, funciona como a camada exterior resistente da coroa dentária. Actua como um escudo protetor, salvaguardando a polpa dentária subjacente de potenciais danos causados por factores físicos, térmicos e químicos.

Notavelmente, o esmalte é o tecido mais mineralizado do corpo humano, com cerca de

95% do seu peso constituído por matéria mineral, enquanto 1 a 2% constitui matéria orgânica e 2 a 4% é constituído por água. A matéria mineral é constituída predominantemente por longos cristais de hidroxiapatita, organizados em feixes de prismas hexagonais de 4 a 8 pm de diâmetro. Estes prismas, orientados paralelamente ao longo eixo do feixe, estão unidos por uma substância interprismática que os une. Com origem na junção amelodentinária, estes prismas estendem-se até à superfície da coroa. Enquanto isso, a matriz orgânica consiste de glicoproteínas e polissacarídeos [21].

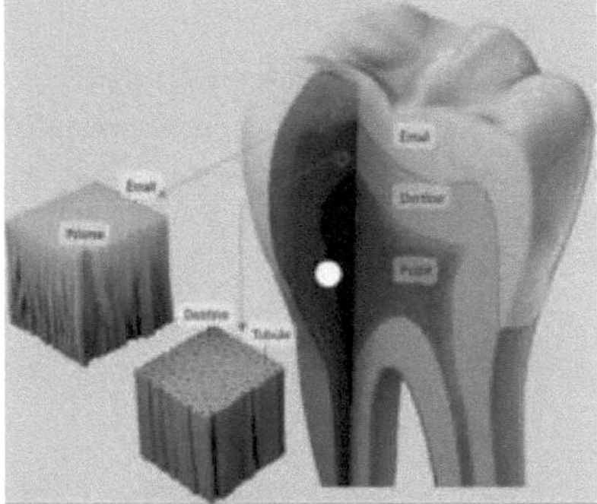

Figura 5: Estrutura dentária [22]

2.1.2. Modo de adesão ao esmalte

O Dr. Michael Buonocore foi considerado pioneiro no conceito de que um ácido poderia induzir alterações na superfície do esmalte dentário, facilitando a sua ligação a uma resina composta. Este processo envolve a dissolução preferencial do núcleo dos prismas de esmalte, resultando na formação de um micro-relevo na superfície do esmalte. Subsequentemente, um adesivo de resina pode infiltrar-se nestas microfissuras, estabelecendo assim a adesão através de um bloqueio mecânico. Desde a sua criação nos anos 50, este mecanismo de adesão tem-se mantido praticamente inalterado.

O protocolo recomendado envolve a aplicação de ácido ortofosfórico a 37% durante 15 segundos. Desvios a este protocolo, tais como alterações na concentração de ácido ou no tempo de aplicação, têm sido observados como tendo um impacto negativo nos valores de adesão, levando a casos de sub ou sobre-condicionamento. [11,12]

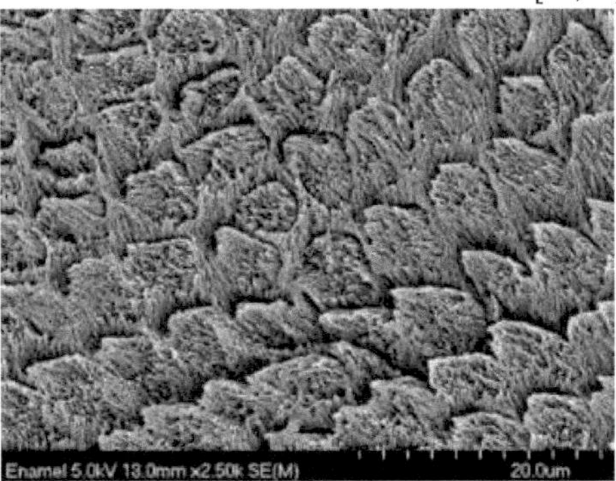

Figura 6: Microscopia eletrónica de varrimento do esmalte condicionado com ácido ortofosfórico a 35% (3M

3. Adesão à dentina

O princípio da adesão à dentina envolve a criação de uma interfase, normalmente referida como uma camada híbrida, conseguida através da interpenetração de monómeros no tecido duro. Após a polimerização da resina infiltrada, esta pode estabelecer uma ligação "estrutural" semelhante à interfase formada na junção dentina-esmalte. [23,24]

3.1. Composição e especificidade histológica

A dentina é uma matriz extracelular segregada pelos odontoblastos, que se calcifica através da acumulação de hidroxiapatite. Caracteriza-se por ser menos mineralizada do que o esmalte.

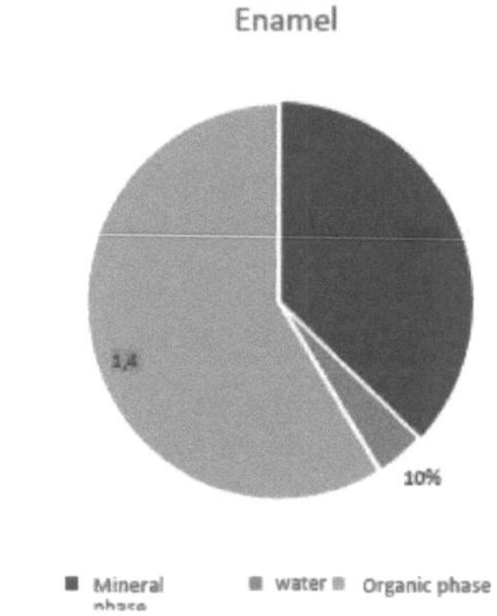

Figura 7: Composição do esmalte [7, 25]

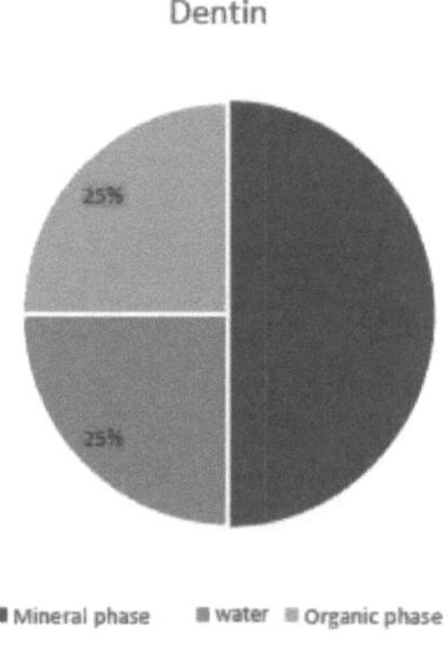

Figura 8: Composição da dentina [7, 25]

A dentina, devido à sua estrutura, é intrincadamente atravessada por túbulos finos com uma densidade de aproximadamente 50.000 por milímetro quadrado. Estes túbulos dentinários formam caminhos contínuos desde a junção dentina-esmalte (DEJ) até à polpa na dentina coronal, e desde a junção cemento-dentina (CEJ) até à polpa radicular na dentina radicular. Estas extensões tubulares são responsáveis pela sensibilidade da dentina a vários estímulos, tais como alterações de temperatura (quente, frio) e contacto mecânico. [11,12]

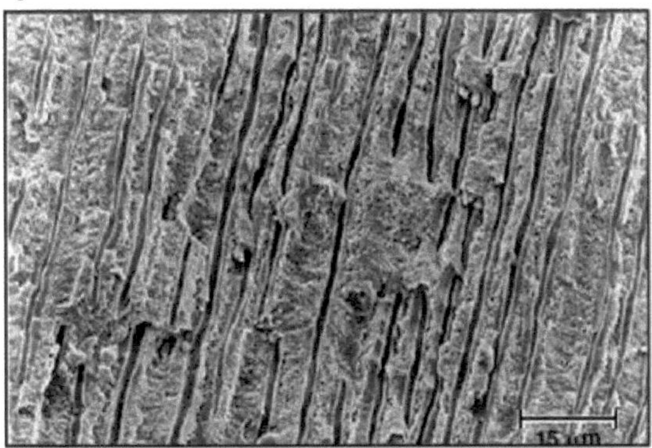

Figura 9: Vista ao microscópio eletrónico de varrimento de dentina fracturada longitudinalmente, mostrando os túbulos dentinários [25].

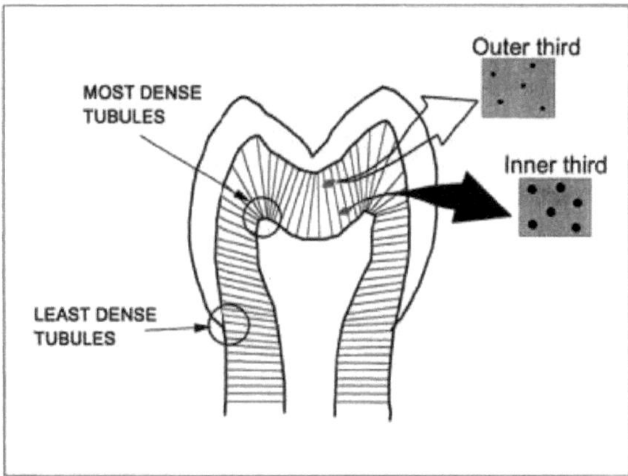

Figura 10: Vista esquemática da variação da densidade e do tamanho dos túbulos dentinários da polpa à EDJ (de acordo com Pashley). A maior densidade de túbulos é encontrada no terço interno da dentina, perto das cúspides. A menor densidade de túbulos é encontrada perto da JCE. [25]

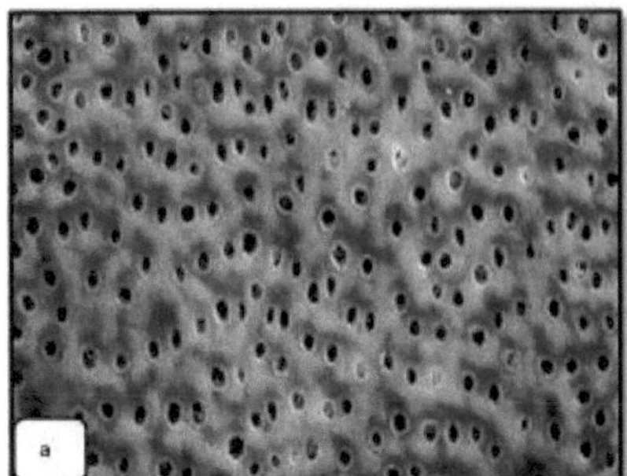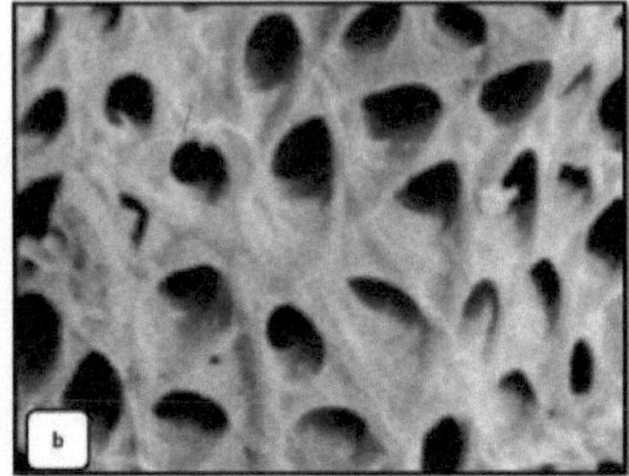

Figura 11: Micrografias da dentina humana: (a) vista em corte transversal do terço médio da dentina sem camada de esfregaço; (b) vista pulpar em direção ao bordo pré-dentinário da dentina, mostrando grandes túbulos e feixes de colagénio na dentina intertubular.
[25]

Pashley (1996) [26] caracterizou a dentina como um compósito biológico poroso composto por partículas de enchimento de cristais de apatite embebidas numa matriz de colagénio. Outros investigadores descreveram-na como uma estrutura biológica complexa, formando um compósito contínuo reforçado com fibras, em que a dentina intertubular constitui a matriz e os lúmens dos túbulos, juntamente com os seus punhos circundantes de dentina peritubular, servem como reforço cilíndrico das fibras [26]. Marshall et al. [26] enfatizaram que os diversos componentes estruturais e propriedades da dentina desempenham um papel crucial na ligação adesiva. Factores biológicos e clínicos, tais como a permeabilidade da dentina, o fluxo do fluido pulpar, a dentina esclerótica e as lesões cariosas, também exercem influências significativas na adesão à dentina [26].

Durante o desenvolvimento do dente humano, a dentina secretada até à conclusão da formação da raiz é denominada dentina primária, que engloba a matriz dentinária circumpulpar. Esta dentina primária forma-se a uma taxa aproximada de 4 pm por dia. A dentina secundária fisiológica é produzida após a finalização da formação da raiz. Enquanto a dentina primária exibe uma estrutura tubular regular, a dentina secundária pode possuir menos túbulos, mas mantém caraterísticas morfológicas semelhantes [26]. A densidade dos túbulos dentinários pode variar muito, dependendo da proximidade pulpar e da exposição da dentina a factores externos (por exemplo, agressão, idade). A dentina terciária, depositada em resposta a cáries dentárias ou outros insultos, é denominada dentina terciária reactiva. Ao contrário da dentina secundária, que se forma continuamente ao longo da vida da polpa, a formação da dentina terciária está localizada na parede da câmara pulpar, correspondendo ao local afetado. A dentina terciária pode ainda ser classificada em dentina reactiva, produzida por odontoblastos sobreviventes, e dentina reparadora, sintetizada por odontoblastos recém-diferenciados ou células semelhantes a odontoblastos. A dentina terciária reactiva apresenta frequentemente continuidade tubular com a dentina secundária fisiológica e é segregada pelos odontoblastos primários [26,11].

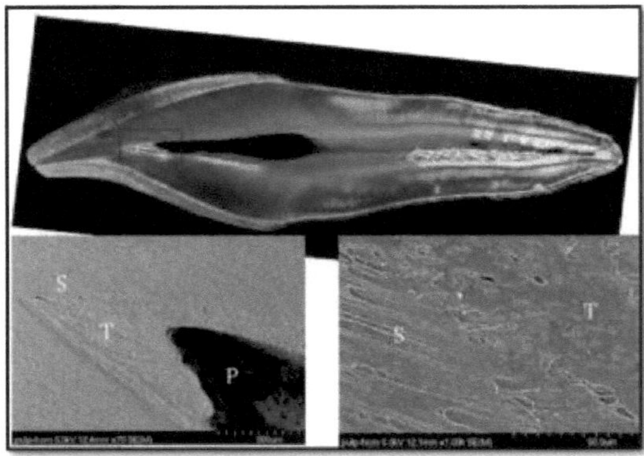

Figura 12: Dentina terciária no corno pulpar correspondente a uma zona de atrição de um incisivo mandibular. S = dentina secundária; T = dentina terciária; P, espaço pulpar.
Note-se a formação de dentina transparente na raiz. [26]

3.2. Repercussões clínicas

3.2.1. O desafio da colagem de dentina

A colagem de próteses continua a ser um desafio significativo devido a vários factores que impedem uma adesão eficaz. Estes factores incluem:

1) Presença de fluido plasmático nos túbulos dentinários, tornando a secagem superficial praticamente impossível.

2) Obstrução dos túbulos pela camada de esfregaço de dentina, com uma espessura que varia entre 0,5 e 1,5 gm; esta camada permeia os túbulos em graus variáveis, criando tampões canaliculares.

Durante um período considerável, acreditou-se que a retenção desta camada era benéfica, uma vez que selava os túbulos, facilitando a ligação a uma superfície seca. No entanto, descobertas recentes sugerem o contrário:

3) A smear layer apresenta uma fraca adesão à dentina (aproximadamente 5 MPa), limitando a ancoragem.

4) A retenção da camada de esfregaço restringe a profundidade de infiltração da resina nos túbulos.

5) Presença de bactérias no esfregaço de dentina, potencialmente levando à irritação pulpar.

Assim, a chave para uma adesão bem sucedida à dentina reside em:

6) A capacidade do adesivo para penetrar nos túbulos e formar marcas de dentina, ancorando mecanicamente a resina à dentina.

7) Infiltração de fibras de colagénio da superfície preparada para a dentina, facilitando a formação de uma camada híbrida. [10]

3.2.2. O mecanismo de ligação da dentina

O procedimento adesivo envolve a remoção de minerais do substrato dentário através do condicionamento ácido, criando porosidades micro-retentivas onde os monómeros de resina se infiltram e polimerizam [12,27]. Especificamente, na dentina, o condicionamento ácido não só elimina os resíduos da superfície, conhecidos como "smear layer", como também expõe uma rede de fibras de colagénio e abre os túbulos

13

dentinários. A infiltração de resina nesta rede de colagénio e nos túbulos resulta na formação de duas estruturas distintas: a camada híbrida e os "dentinal tags" de resina. Esta camada de biocomposto polímero-colagénio contribui significativamente para a eficácia da ligação, com ênfase na qualidade e não na espessura. A chave para uma ligação eficaz reside na capacidade de o agente de ligação se infiltrar totalmente na malha de colagénio exposta, selando-a e protegendo-a idealmente de várias vias de degradação. Além disso, foi proposto que a eficácia da ligação não depende do número ou do comprimento dos "dentin tags" de resina [27].

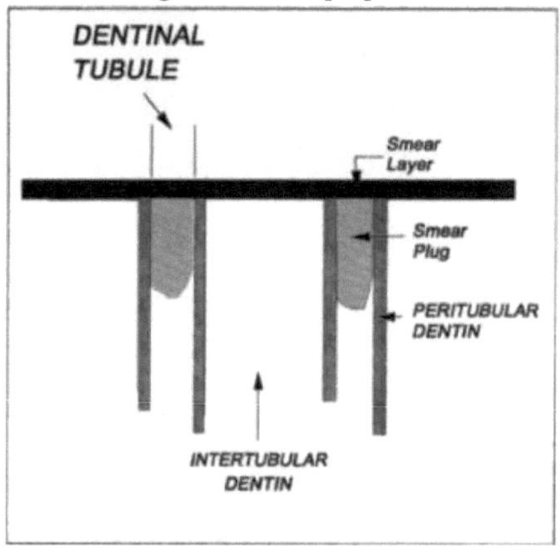

Figura 13: Esquema da camada de esfregaço [25].

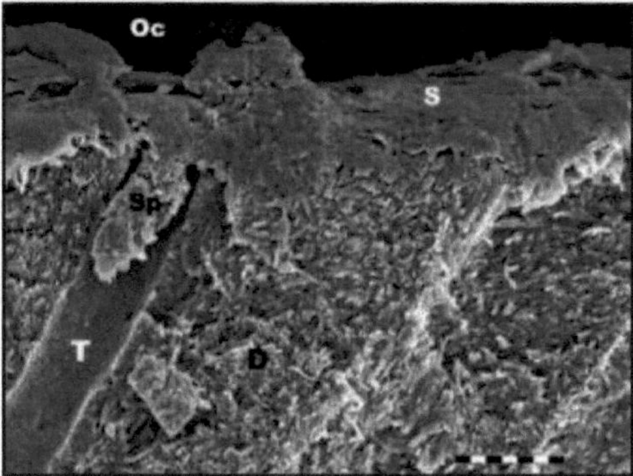

Figura 14: Micrografia da lama de dentina ou Smear layer (S) criada com uma broca de diamante de alta velocidade com sistema de arrefecimento (Oc: superfície oclusal; T: túbulo dentinário, Sp: Smear plug); Ampliação *10.000 [12].

A eficácia da adesão à dentina depende da capacidade do adesivo em penetrar nos túbulos dentinários, onde estes prolongamentos intratubulares servem de âncoras mecânicas para a retenção da resina, a par da infiltração de fibras de colagénio na superfície dentinária preparada. Este processo dá origem à formação da camada híbrida. Nos casos em que os túbulos são escassos, a adesão depende principalmente da presença e integridade da camada híbrida.

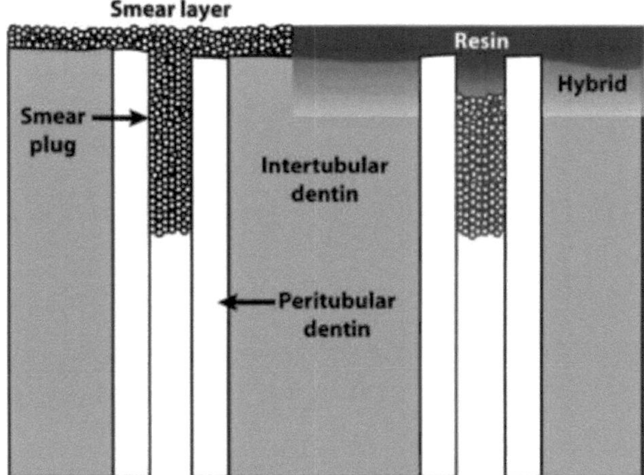

Figura 15: Diagrama que ilustra o complexo smear layer/tampão de dentina à esquerda. Quando o ácido é aplicado, solta a smear layer e o tampão de smear e infiltra-os com adesivo de resina (roxo). [28]

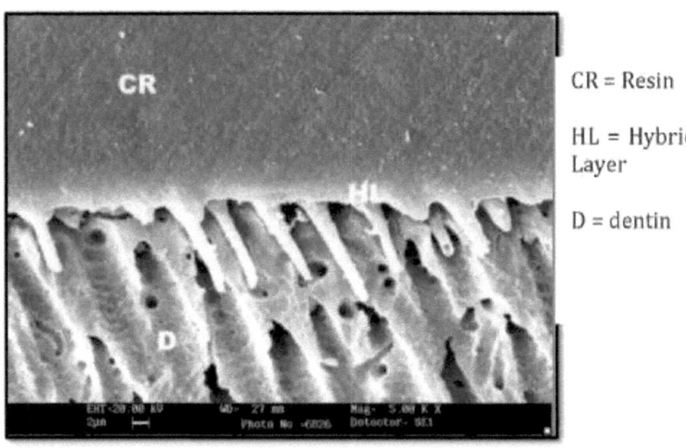

Figura 16: Fotografia ao microscópio eletrónico de transmissão de uma secção de dentina mostrando uma camada híbrida [29].

CAPÍTULO 2

Selagem de dentina em restaurações indirectas coladas

1. Definição

O selamento dentário envolve a aplicação de um adesivo dentinário ou de uma resina composta fluida para ocluir os túbulos dentinários expostos. Este procedimento é recomendado após a preparação coronal periférica ou preparação da cavidade que precede o procedimento de montagem, com opções que incluem o selamento adesivo por CVI MAR ou colagem. [30]

2. Materiais utilizados para o selamento da dentina

2.1. Sistemas adesivos

Existe uma distinção clara entre os sistemas adesivos, caracterizados pela sua elevada fluidez que permite a infiltração na rugosidade da superfície dentária [micro-limpeza mecânica], e o próprio compósito de ligação, que contém partículas que facilitam o estabelecimento de uma ligação entre a camada adesiva e a restauração indireta.

São identificadas duas categorias principais de sistemas adesivos com base no protocolo, tal como indicado no quadro seguinte:

- Sistemas que envolvem decapagem e enxaguamento
- Sistemas auto-adesivos (SAM)

Embora estejam disponíveis vários tipos de adesivos, quer autocondicionantes (SAM) quer convencionais (M&R), uma revisão exaustiva da literatura, abrangendo estudos in vitro e in vivo, sublinha a eficácia superior do M&R 3 (sistemas de 3 fases) e do SAM 2 (sistemas autocondicionantes de 2 fases) [28].

Além disso, alguns autores desaconselham o condicionamento da dentina antes da aplicação para evitar a sensibilização da polpa, recomendando em vez disso a utilização de sistemas autocondicionantes [31].

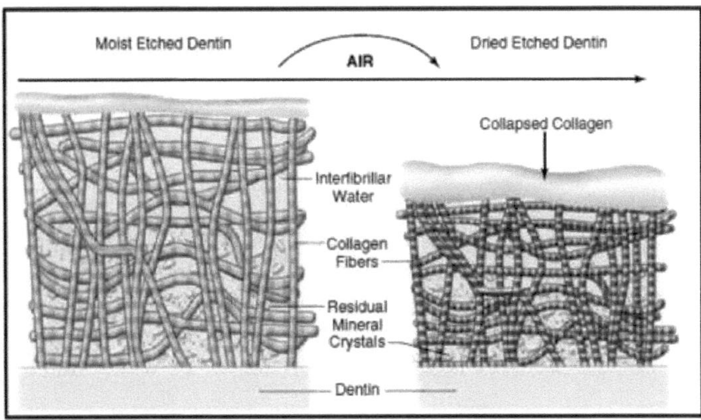

Figura 17: Colapso da camada híbrida devido a secagem excessiva [25].

A camada híbrida formada com adesivos auto-adesivos (SAMs) tende a exibir um perfil mais fino em comparação com o obtido com sistemas adesivos convencionais (M&Rs). No entanto, a investigação indica que a adesão à dentina não depende da espessura da camada híbrida.

A seleção entre estes dois sistemas adesivos depende de considerações individuais de cada caso, nomeadamente influenciadas pela proximidade da preparação à polpa, que se correlaciona com a probabilidade de sensibilidades pulpares. Além disso, certos sistemas adesivos, quer convencionais (M&R) quer auto-adesivos (SAM), podem apresentar incompatibilidade com adesivos específicos fotopolimerizáveis ou de dupla polimerização devido à sua natureza ácida. Consequentemente, esta incompatibilidade pode comprometer a coesão entre o adesivo e o cimento, resultando potencialmente no deslocamento do componente protético.

Quadro 1 : Os sistemas adesivos caracterizados pela sua estratégia de adesão [12,11,7,13]

Tipo	Nom comercial	Composições		
Etch-and em 3 passos enxaguar	Todas as obrigações 2 (Biscojnc) All Bond 3 (Bisco INc) Optibond FL (Kerr Corporation) Syntac (Ivoclar Vivadent)	1 Ácido ortofosfórico	2 Primário hidrofílico	3 Resina
2 passos de decapagem e enxaguamento	Excite-F(IvoclarVivadent] One step Plus (Bisco, Inc] Optibond Solo Plus (Kerr] Prime-and-bondNT (Sirona]	1 Ácido ortofosfórico	2+3 combinado (Primário hidrofílico +resina)	
Auto-condicionamento em duas etapas	All-bond SE (Bisco) Clearfil SE Bond (Kuraray) Optibond-XTR(Kerr Corporação]	Primário autocondicionante	Resina de ligação	
Um passo de cada vez	Clearfil S Bond PlusfKuraray] Optibond All-in-One (Kerr] Futurabond (Voco]	Tudo em um Primário auto-condicionante hidrofílica/ligante		Resina
Dois passos gravar e enxaguar	-Adhese Universal (Ivoclar Vivadent] All-Bond Universal (Bisco, Inc.) Clearil Universal Bond (Kuraray Noritake Dental Inc]. Futurabond U (Voco)	Ácido ortofosfórico	Resina de ligação hidrofílica	
Auto-condicionante de um só passo	Prime & Bond Elect (DENTSPLY Sirona] Adesivo Universal Scotchbond (3M Oral Care) Prime &Bond Ativo (DENTSPLY Sirona]	Primário autocondicionante / resina de ligação		

Quadro 2: Vantagens e desvantagens das duas principais famílias de sistemas adesivos

	Vantagens	Disadvantges
Sistema M&R	- Vantagem clínica substancial - Forte adesão ao substrato dentário (especialmente ao esmalte) - Excelente integridade marginal	- Desafio para os clínicos alcançarem níveis óptimos de humidade (risco de desidratação da dentina) - Aumento do risco de sensibilidade dentinária em dentes expostos à polpa devido ao condicionamento completo dos tecidos dentários - O protocolo requer um manuseamento adicional
Sistema SAM	- Processo clínico simplificado - Forte adesão à dentina - Os túbulos permanecem protegidos, minimizando os riscos de sensibilidade (os tampões de lama de dentina nas entradas dos túbulos são	- Adesão do esmalte inferior a M&.R (potencial para gravar as margens do esmalte da preparação para melhorar a adesão) - Necessidade de evaporar completamente o conteúdo de água da

mantidos) - Elimina a lavagem, reduzindo a possibilidade de contaminação da preparação por saliva ou sangue - Evita a secagem, eliminando o risco de desidratação da dentina	camada adesiva antes da fotopolimerização (um passo crítico com impacto na qualidade da adesão)

2.2. Resinas compostas fluidas ou de média viscosidade

Estes materiais são recomendados para o recobrimento de dentina para tratar áreas não cortadas ou para deslocar a margem cervical.

Ao utilizar estes materiais, os seguintes objectivos podem ser alcançados num único procedimento:

- Oclusão dos túbulos dentinários
- Elevação da margem e/ou preenchimento do rebaixo

2.2.1. Resinas fluidas (32, 33)

Em 1996, o aparecimento dos compósitos fluidos introduziu uma nova classe de materiais dentários. Estes compósitos possuem uma proporção reduzida de cargas inorgânicas, afectando consequentemente os seus atributos físicos e mecânicos e, subsequentemente, o seu desempenho clínico.

Caracteristicamente, estas resinas fluidas apresentam as seguintes caraterísticas

- Baixa viscosidade, o que facilita o manuseamento clínico, nomeadamente em regiões caracterizadas por rebaixamentos e zonas de difícil acesso.
- Elevada propensão para material residual e excesso de contorno em preparações proximais.
- Aumento do coeficiente de expansão térmica.

2.2.2. Compósito de média viscosidade (25)

Com um teor de carga mais elevado em comparação com os compósitos anteriores, estes materiais apresentam as seguintes caraterísticas

- Redução do encolhimento da polimerização, normalmente inferior a 4%.
- Propriedades mecânicas melhoradas, caracterizadas por um módulo de elasticidade que varia de 6,9 a 17,7 GPa, aproximando-se da dentina.
- Baixa molhabilidade, o que resulta em caraterísticas de manuseamento difíceis, levando potencialmente à formação de defeitos interfaciais e a uma adaptação subóptima na interface. Para além disso, a manipulação deste material relativamente firme pode induzir a deformação da matriz, particularmente na ausência de cunhas interdentárias.

Para atenuar estes desafios, os compósitos de média viscosidade podem ser pré-aquecidos a 68°C para aumentar a tixotropia, facilitando uma melhor adaptação às superfícies dentárias sem comprometer as taxas de conversão de monómeros ou as propriedades mecânicas.

2.3. Cimentos de ionómero de vidro

Os cimentos de ionómero de vidro (CIV), com ou sem modificação da resina, demonstraram eficácia no selamento da dentina e apresentam uma maior tolerância por parte do utilizador. No entanto, as suas propriedades mecânicas subóptimas contribuem para um risco acrescido de fratura da restauração a médio e longo prazo, particularmente quando utilizados como material de base intermédia [34].

3. Tempo de selagem da dentina

3.1. Selagem tardia da dentina

O protocolo convencional para o fabrico de próteses fixas envolve inicialmente a realização de uma impressão do dente preparado, seguida da colocação de uma restauração provisória. Subsequentemente, após a conclusão do fabrico da restauração indireta, o material provisório é removido e a prótese final é fixada através de cimentação ou colagem [33].

Na prática tradicional, a aplicação de adesivo na dentina exposta é normalmente efectuada imediatamente antes da montagem da prótese, um método referido como cimentação tardia da dentina. Esta técnica envolve a polimerização simultânea da resina adesiva e do agente de cimentação, facilitando a adaptação adequada da restauração às margens do preparo. No entanto, este passo requer uma execução meticulosa, uma vez que uma técnica incorrecta, como a aplicação de uma camada de adesivo excessivamente espessa, pode resultar numa inserção incompleta da restauração protética [30].

Além disso, a cimentação retardada tem sido associada a um aumento da força adesiva, embora em menor grau em comparação com a técnica de selamento imediato da dentina [35]. Consequentemente, a abordagem de selamento tardio da dentina não confere vantagens significativas sobre o selamento imediato da dentina.

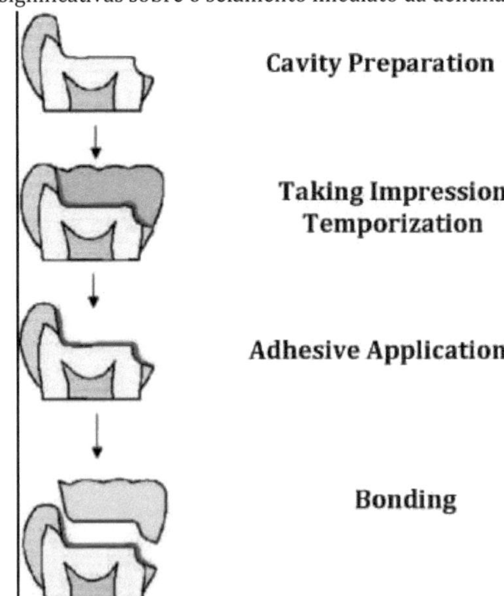

Figura 18: Procedimentos clínicos de restauração indireta utilizando o

Selagem dentária atrasada [36]

3.2. Selagem imediata da dentina

O selamento imediato da dentina (SDI), também referido como "pré-hibridização", "técnica de dupla colagem" e "técnica de revestimento de resina", representa uma abordagem contemporânea às restaurações adesivas indirectas, apresentando resultados clínicos promissores para inlays, onlays e facetas adesivas. Este conceito foi introduzido há quase duas décadas por Magne, que elucidou os passos do procedimento e as vantagens da IDS.

O procedimento IDS implica a aplicação e polimerização de um adesivo em superfícies de dentina recentemente expostas durante a preparação dos dentes para restaurações indirectas. O IDS capitaliza o princípio de completar o selamento da dentina antes da moldagem, permitindo a maturação da ligação durante o fabrico da restauração indireta. Subsequentemente, durante a colagem da restauração indireta, a ligação da resina é reactivada, normalmente através de abrasão para promover a reatividade da superfície. Esta reativação, facilitada pela abrasão de partículas de ar, é seguida pela aplicação de uma combinação de adesivo e cimento de resina para realizar o procedimento de ligação [32,18].

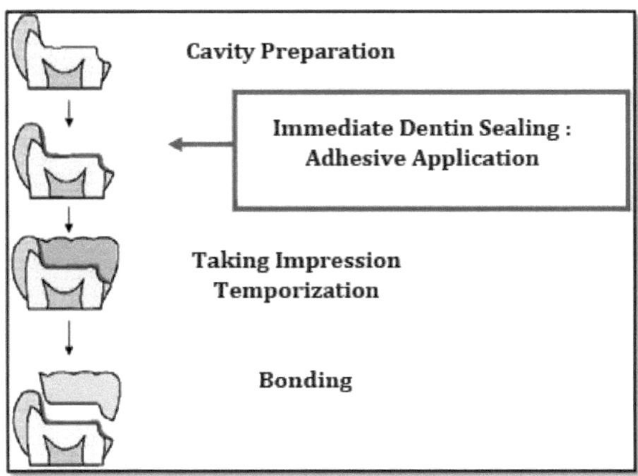

Preparação da cavidade
Selagem imediata da dentina:
Aplicação do adesivo

Temporização de impressões

Ligação

Figura 19: Procedimentos clínicos de restauração indireta utilizando o
Selagem dentária imediata [36]

O selamento imediato da dentina [IDS] serve para proteger a dentina da infiltração bacteriana e atenuar a sensibilidade dentária antes da colagem da prótese definitiva [37]. O protocolo padrão para o IDS envolve tipicamente a utilização de sistemas de condicionamento ácido e enxaguamento de três fases [MR3], sistemas de condicionamento ácido e enxaguamento de duas fases [MR2], ou sistemas de condicionamento autocondicionante de uma a duas fases.

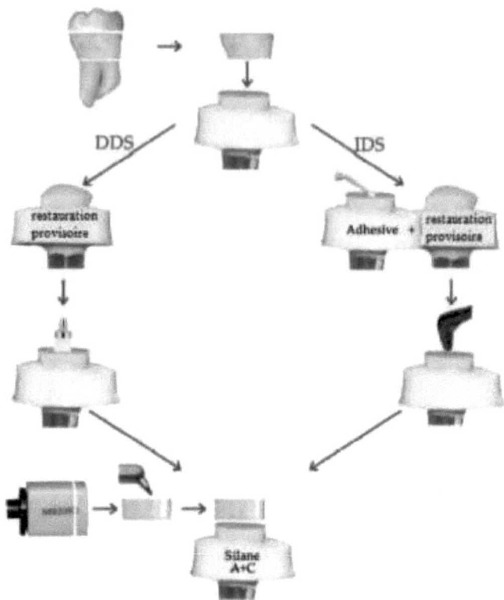

Figura 20: A diferença entre o selamento imediato da dentina (IDS) e o selamento retardado da dentina (DDS) [38]

4. Selagem imediata de dentina reforçada

Uma técnica alternativa para o selamento dentinário imediato (IDS) envolve a aplicação de uma película de selante sobre a superfície da dentina imediatamente após a preparação do dente, empregando um sistema adesivo e uma resina composta de baixa viscosidade. Esta camada de resina composta de baixa viscosidade tem como objetivo encapsular a camada híbrida subjacente, contribuindo assim para a preservação do selamento da dentina. Além disso, tem a função de preencher os sulcos no preparo [39, 40].

Consequentemente, as metodologias IDS baseiam-se no princípio de que os sistemas adesivos apresentam uma ligação superior à dentina recém-preparada, salvaguardando assim o complexo dentina-polpa e atenuando a sensibilidade e a infiltração bacteriana durante a fase provisória [41].

> **Diagrama sumário das diferentes técnicas de selamento da dentina:**

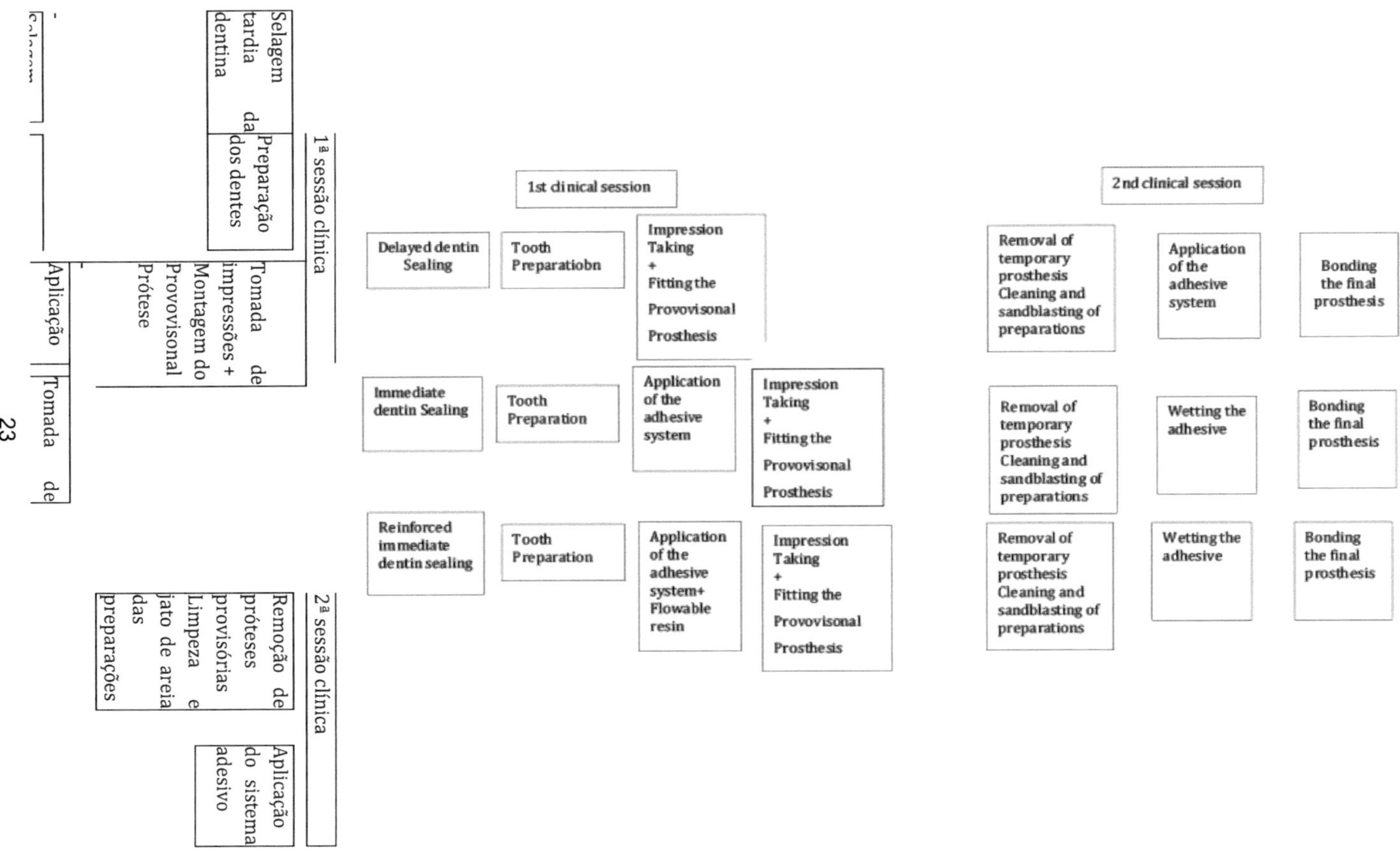

1st clinical session
Delayed dentin Sealing
Tooth Preparatiobn
Impression Taking + Fitting the Provovisonal Prosthesis
Immediate dentin Sealing
Tooth Preparation
Application of the adhesive system
Impression Taking + Fitting the Provovisonal Prosthesis
Reinforced immediate dentin sealing
Tooth Preparation
Application of the adhesive system+ Flowable resin
Impression Taking + Fitting the Provovisonal Prosthesis
2nd clinical session
Removal of temporary prosthesis Cleaning and sandblasting of preparations
Application of the adhesive system
Bonding the final prosthesis
Removal of temporary prosthesis Cleaning and sandblasting of preparations
Wetting the adhesive
Bonding the final prosthesis
Removal of temporary prosthesis Cleaning and sandblasting of preparations
Wetting the adhesive
Bonding the final prosthesis
1ª sessão clínica
Selagem tardia da dentina
Preparação dos dentes
Tomada de impressões + Montagem do Provovisonal Prótese
Aplicação
Tomada de
2ª sessão clínica
Remoção de próteses provisórias Limpeza e jato de areia das preparações
Aplicação do sistema adesivo

Selagem	Preparação dos dentes	Aplicação do sistema adesivo	Tomada de impressões + Montagem do Provovisonal Prótese	Remoção de próteses provisórias Limpeza e jato de areia das preparações	Humedecer o adesivo
imediata da dentina	Preparação dos dentes	do sistema adesivo	impressões + Montagem do Provovisonal Prótese	Remoção de próteses provisórias Limpeza e jato de areia das preparações	Humedecer o adesivo
Selagem imediata reforçada da dentina	Preparação dos dentes	Aplicação do sistema adesivo+ Resina fluida	Tomada de impressões + Montagem do Provovisonal Prótese	Remoção de próteses provisórias Limpeza e jato de areia das preparações	Humedecer o adesivo

21 : Os procedimentos clínicos que ilustram o tratamento dentário diferenciado, imediato e imediato renovado [41].

CAPÍTULO 3

Selagem imediata da dentina

1. Antecedentes

A pesquisa de M Bergenholtz elucidou a capacidade dos subprodutos bacterianos de permear a dentina recém-preparada, incitando assim a inflamação pulpar. Posteriormente, Pashley et al., em 1992, defenderam o selamento da dentina recém-preparada com agentes adesivos. Esta recomendação recebeu apoio do grupo de Davidson em 1996, bem como de Paul e Schaerer em 1997, e de Ozturk et al. O Professor Tagami promoveu ainda o conceito de "revestimento de resina" da dentina recém-cortada para evitar a irritação pulpar e aumentar a adesão à dentina. Outros também sublinharam a importância do revestimento de resina.

No seu estudo de 1992, Pashley et al. realizaram experiências em que as coroas de terceiros molares humanos extraídos foram afixadas em blocos de Plexiglas e sujeitas a preparações de coroas de cobertura total. A permeabilidade da dentina, medida como condutância hidráulica, foi avaliada antes e depois da cimentação com vários adesivos, incluindo Prisma Universal Bond 2f, Scotchbond 2a, Superbond C&Bg, Amalgambondh, Gluma Bondi, ou Clearfil Photobondc. De uma forma geral, todos os adesivos provocaram uma redução da permeabilidade da dentina de, pelo menos, 50%, com o Prisma Universal Bond 2f a apresentar o maior grau de eficácia de selamento, seguido do Superbond C&Bg, Amalgambondh e Scotchbond 2a. Por outro lado, Gluma Bondi demonstrou o pior desempenho de selamento. O Scotchbond 2a e o Clearfil Photobondc produziram inicialmente excelentes vedações; no entanto, apresentaram fugas após a termociclagem.

Bouillaguet et al. utilizaram coroas de terceiros molares humanos extraídas, achatadas na superfície oclusal, e fixaram-nas a uma base de Plexiglas equipada com tubos de aço inoxidável de calibre 18 para facilitar a medição da permeabilidade da dentina. Avaliaram a condutância hidráulica da dentina condicionada com ácido antes e depois da colagem com Scotchbond Multi-Purpose, Prime & Bond 2.0, ou All-Bond 2. Estes adesivos de condicionamento e enxaguamento demonstraram reduções na permeabilidade da dentina de 83%, 90% ou 96,6%, respetivamente. No entanto, os autores avaliaram apenas a diminuição inicial da permeabilidade.

Gregorie et al. avaliaram a eficácia de selamento do Optibond Solo Plus, Single Bond, Excite e Prime & Bond NT. Apesar da sua formulação de condicionamento e enxaguamento, estes

os adesivos apenas reduziram a permeabilidade da dentina para um valor residual de 40%.

Por outro lado, os adesivos autocondicionantes, como o Clearfil SE Bond e o Prompt-L Pop, reduziram a permeabilidade da dentina para valores residuais de 36% e 16%, respetivamente, embora as avaliações iniciais da permeabilidade tenham sido efectuadas exclusivamente.

Vaysman et al. observaram resultados superiores de permeabilidade inicial utilizando Clearfil SE Bond e Optibond Solo Plus para selar a dentina condicionada com ácido, alcançando taxas de selamento da dentina de 80-95%. Notavelmente, nenhum dos adesivos dentários avaliados nestes estudos alcançou a eliminação completa da permeabilidade da dentina [28].

2. Indicações

O selamento imediato da dentina (SID) encontra a sua indicação no domínio das restaurações indirectas, abrangendo inlays, onlays, overlays, coroas e facetas. A exposição dentinária significativa resultante da preparação de tais restaurações, que exceda um quarto da área total de preparação do dente, requer a implementação do SID. A aplicação da IDS pode ser padronizada para todas as restaurações indirectas, especialmente as que envolvem dentes vitais. No entanto, deve ter-se cuidado em casos que envolvam restaurações de cerâmica e exposições dentinárias mínimas. Nestes casos, a IDS pode não ser aconselhável devido ao espaço limitado disponível para o adesivo polimerizado, o que pode comprometer a relação entre a espessura da cerâmica e a espessura do agente de ligação. Este desequilíbrio afecta negativamente a distribuição da tensão dentro do material cerâmico.

Com o objetivo de preservar a vitalidade da polpa, Abu-Nawareg et al. recomendam uma abordagem "preventiva" à IDS em pacientes com elevado risco de pulpite, incluindo aqueles com polpa envelhecida que exibem capacidades de defesa diminuídas, uma história de sensibilidade pulpar ou condições imunossupressoras [28].

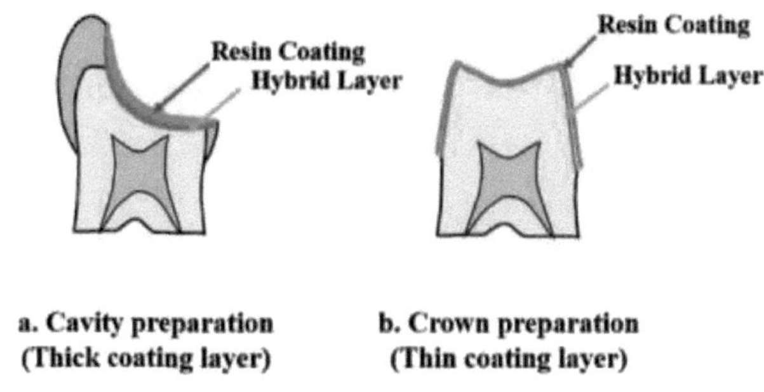

Figura 22: Aplicação do selamento dentário imediato [36]

Alguns autores defendem a expansão do âmbito do selamento dentinário imediato (IDS) em conjunto com um compósito fluido para dentes tratados endodonticamente. Isto envolve selar a dentina exposta com um sistema adesivo combinado com uma camada de resina composta imediatamente após o tratamento endodôntico, uma técnica referida como selamento imediato da cavidade de acesso endodôntico [36, 42]

Figura 23: Colocação de um revestimento de resina (=adesivo + compósito fluido) num dente tratado endodonticamente (Nikaido 2018) (A)

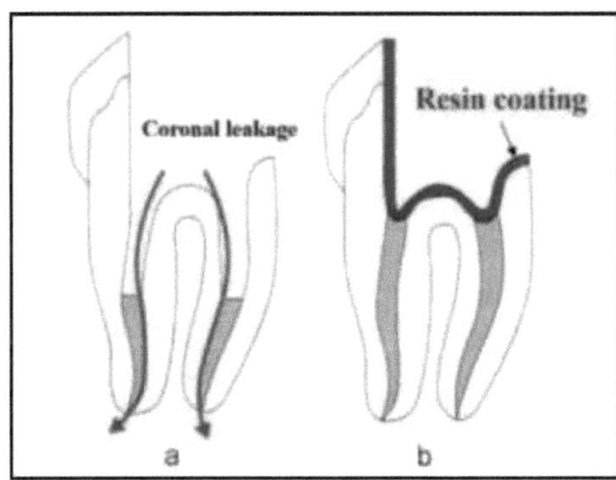

Cavidade convencional para reconstrução corono-radicular com risco de fuga bacteriana coronal durante a fase provisória
e posteriormente em caso de afrouxamento. (B) Aplicação de um revestimento de resina para proteção contra a fuga de bactérias. No caso de
hibridização imediata da dentina, as margens do esmalte serão então reparadas.

3. Protocolo clínico para selagem imediata da dentina

> Técnica de platô:

- Tabuleiro de exame.
- Kit anestésico.
- Isolamento do campo operatório (lâminas de dique, pinças de perfuração, pinças de fixação, estrutura de dique, fio dentário e pinças).
- Detetor de cáries.
- Brocas de diamante.
- Micro-lixadeira intra-oral e óxido de alumínio (27 mm ou 50 mm).
- 37,5% de ácido ortofosfórico.
- Sistema adesivo de três fases (MR3) ou de duas fases (MR2).
- Micro-escovas.
- Composto fluido.
- Compósito de restauração.
- Gel de glicerina para polimerização anaeróbica.
- Lâmpada de fotopolimerização.
- Resina temporária.
- Adesivo composto para montagem.
- Articulação do papel.
- Polidores de compósitos.
- Polidores de cerâmica. [34]

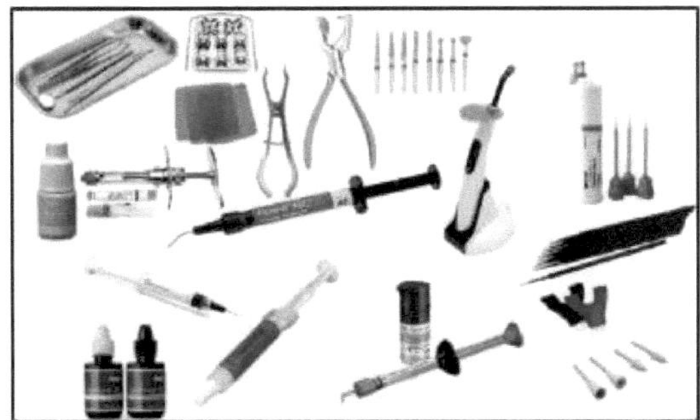
Figura 24: Materiais necessários para o selamento imediato da dentina > **Protocole :**

1.1. Colocação da barragem de borracha

A colocação do dique de borracha facilita um melhor controlo visual do campo operatório, ao mesmo tempo que proporciona proteção contra a humidade e os contaminantes. Esta técnica meticulosa contribui para a otimização do procedimento adesivo. [34]

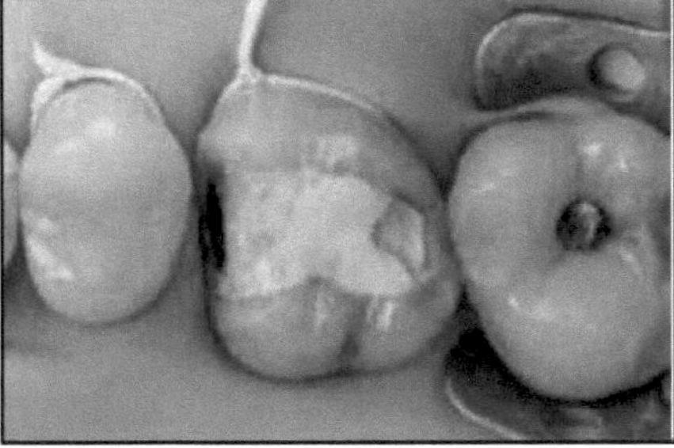
Figura 25: Colocação do dique de borracha [34]

1.2. Remoção de tecido cariado sob controlo tátil e visual e preparação do dente

- O tecido cariado é demarcado e corado com um revelador de tecido cariado, após o que é meticulosamente excisado com brocas esféricas de carboneto de tungsténio.

- Posteriormente, as paredes do dente são meticulosamente preparadas com brocas de diamante para acomodar a restauração protética.

- Neste momento, a superfície dentinária está exposta, o que justifica o selamento imediato da dentina (IDS) para selar eficazmente as áreas dentinárias expostas. O foco agora está apenas na hibridização da dentina. [34].

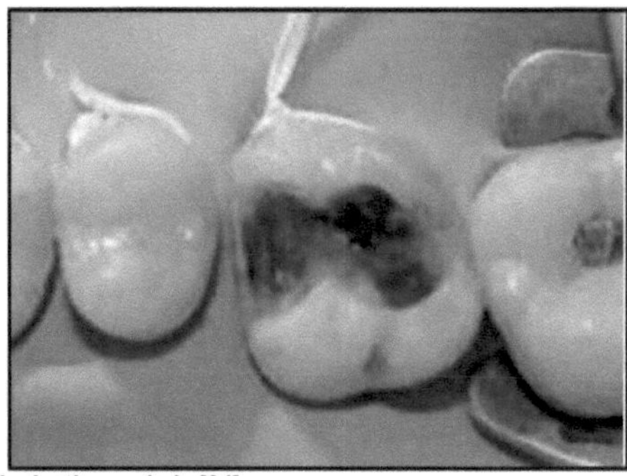

Figura 26: Identificação de dentina cariada [34]

1.3. Identificação da dentina

O passo inicial no IDS envolve a identificação das superfícies de dentina expostas. Uma técnica simples implica um breve período de condicionamento ácido que dura aproximadamente 2-3 segundos, seguido de uma dessecação completa das superfícies preparadas. A dentina pode ser facilmente distinguida pelo seu aspeto brilhante, enquanto o esmalte apresenta um aspeto vidrado. A seguir a este condicionamento inicial, a superfície da dentina é novamente preparada para expor uma nova camada de dentina, necessitando de um novo condicionamento antes da aplicação do sistema adesivo. [34,43]

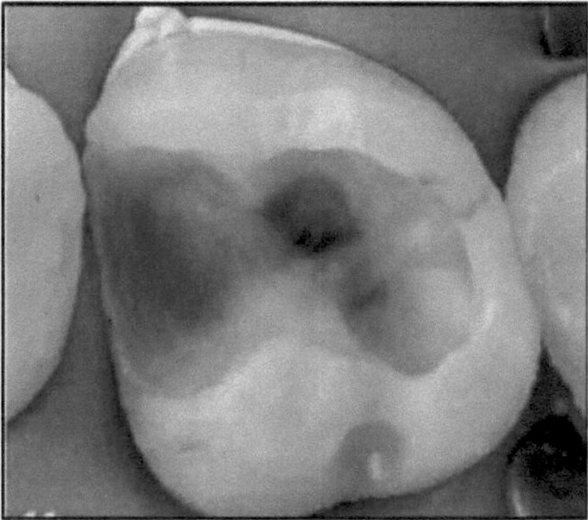

Figura 27 : Identificação da dentina [34]

1.4. Profundidade de preparação

A espessura do adesivo pode, de facto, atingir várias centenas de micrómetros, especialmente quando aplicado em áreas côncavas. No contexto do selamento imediato da dentina (IDS), esta camada adicional de adesivo pode, por vezes, afetar negativamente a espessura da futura restauração, o que é particularmente notório com facetas de cerâmica e quando as margens gengivais estão em dentina. Para margens que terminam em dentina, recomenda-se a criação de um chanfro acentuado (0,7-0,8 mm) para assegurar uma definição adequada da margem e proporcionar espaço suficiente para o adesivo e a restauração subsequente.

Um chanfro pouco profundo pode fazer com que a resina adesiva exerça tensão sobre a margem, comprometendo a definição da margem e a espessura da cerâmica. Em locais axiais, onde a exposição da dentina é limitada, o espaço para os materiais de restauração, incluindo o agente de ligação, é restrito. A aplicação e a polimerização do adesivo diminuiriam significativamente o espaço disponível para a construção da cerâmica. Uma vez que um pequeno rácio entre a espessura da cerâmica e a espessura do adesivo pode ter um impacto negativo na distribuição da tensão na porcelana, o IDS pode não ser adequado para exposições muito superficiais da dentina.

Por outro lado, em superfícies de preparação mais profundas (por exemplo, defeitos de Classe IV ou V, ou preparações de inlay/onlay/overlay), o IDS pode ser aplicado antes da moldagem, uma vez que fica espaço suficiente para o material de restauração manter uma relação de espessura razoável entre a cerâmica e o agente de ligação [34, 35,43].

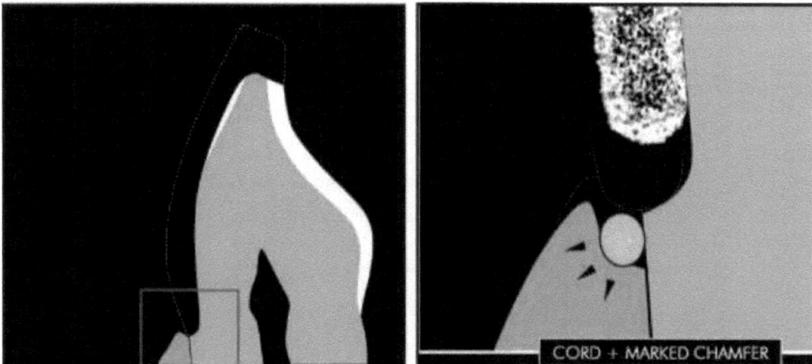

Figura 28: Criação de um chanfro pouco profundo [43]

1.5. Técnica de colagem

A seleção do sistema adesivo é crucial, uma vez que dita a trajetória do protocolo.

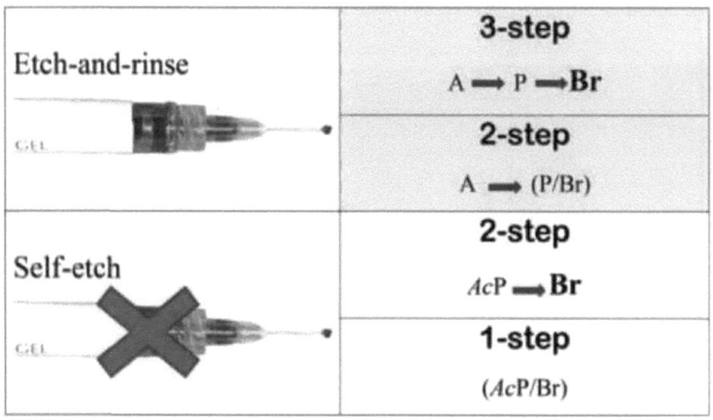

A = Ácido fosfórico; P = Primário; ЛcP = Primário ácido; Hr = Colagem hidrofóbica sem solventes
Figura 29: Diferentes sistemas adesivos [12]

Atualmente, não existe consenso sobre os sistemas adesivos preferidos para a aplicação imediata de

O selamento dent*ário imediato* (IDS). No entanto, na literatura, são frequentemente utilizados os sistemas de três fases de condicionamento ácido e enxaguamento (MR3) ou de duas fases de auto-condicionamento (SAM2). Os sistemas adesivo-etchrinse são tipicamente apreciados pelas suas fortes propriedades adesivas, enquanto os sistemas self-etch são valorizados pela sua reduzida probabilidade de sensibilidade pós-etch. Relativamente à utilização de compósito fluido, os adesivos preenchidos podem ser utilizados independentemente, enquanto os adesivos não preenchidos são frequentemente associados a uma camada de compósito fluido para evitar a sua degradação durante várias fases, desde a moldagem até à colagem final.

A técnica descrita centra-se principalmente no emprego da técnica de condicionamento total, também conhecida como "etch and rinse". Isto pode envolver sistemas de três fases (primário e adesivo de resina separados) ou sistemas de duas fases (primário e adesivo no mesmo frasco) para adesivos de dentina. Apesar da tendência para a simplificação dos procedimentos de adesão, dados recentes indicam que os adesivos fulletch convencionais de três fases continuam a demonstrar um desempenho superior e fiabilidade a longo prazo.

Embora não tenha sido originalmente descrito no protocolo de Pascal Magne, o lixamento da dentina com óxido de alumínio demonstrou aumentar os valores de adesão.

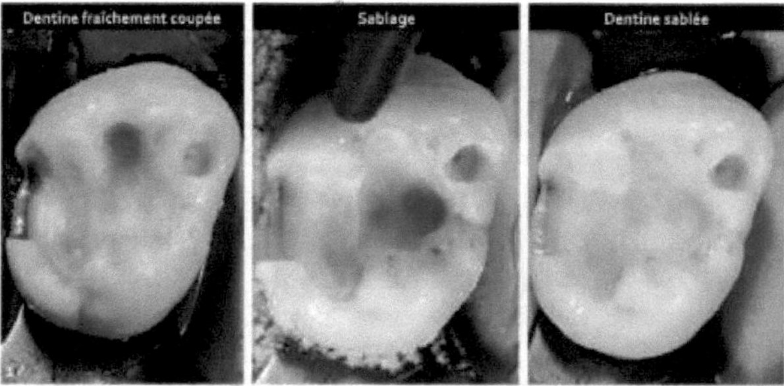

Figura 30: Jato de areia sobre a dentina [34]

- As margens da dentina são condicionadas com ácido ortofosfórico (37%) (como o Kerr Etchant Gel) durante 15 segundos, seguido de um enxaguamento completo com spray de ar/água.

Uma vez que a IDS afecta principalmente a dentina, não há necessidade de condicionar as margens do esmalte.

Após o enxaguamento, é imperativo remover o excesso de água com cuidado. A secagem e a humidificação excessivas podem levar a uma adesão inferior devido ao colapso do colagénio desmineralizado e à nano fuga/arborização de água, respetivamente. Por conseguinte, a secagem ao ar deve ser evitada e o excesso de humidade pode ser eliminado utilizando a secagem a vácuo.

O sistema adesivo é então aplicado de acordo com as instruções do fabricante. O primário é aplicado e seco antes de se aplicar o adesivo no dente numa camada espessa, que é seca para uma propagação óptima e depois fotopolimerizada.

Para reduzir a espessura da camada inibida pelo oxigénio ambiente, a preparação é coberta com um gel de glicerina e fotopolimerizada durante 10 segundos (bloqueio de ar) antes de ser enxaguada com spray de ar/água.

As etapas subsequentes podem envolver a aplicação do primário, seguindo um sistema de três fases (MR3) ou um sistema de duas fases (MR2). Na prática, é preferível aplicar o primário separadamente, não só para uma ligação subsequente superior, mas também para uma colocação mais precisa do adesivo. Uma vez removido o excesso de solvente, o adesivo pode ser colocado com precisão, por exemplo, com uma sonda periodontal, especialmente na margem da preparação da faceta. Por outro lado, a utilização de sistemasMR2 pode levar a um excesso e pode puxar a margem (por exemplo, no sulco gengival), necessitando de correcções adicionais com uma broca, potencialmente reexpondo a dentina na margem.

Condimentar a dentina recém-preparada utilizando H3PO4. A duração do condicionamento ácido pode

variar entre 10 segundos para dentina normal e 20 segundos para dentina esclerótica.

Enxaguar abundantemente com água para retirar o excesso.

Aplicação do primário

Aplicar a resina adesiva e, em seguida, remover qualquer excesso de solvente aspirando suavemente ou utilizando um jato de ar suave, seguido de fotopolimerização

.

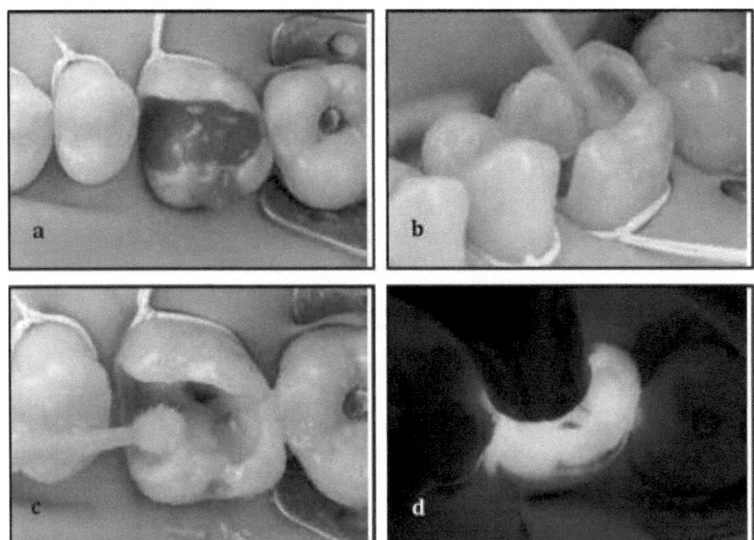

Figura 31 a) Aplicação de ácido ortofosfórico a 35%
b) Aplicação de primário c) Aplicação de adesivo d) Fotopolimerização [34]

A IDS pode ser imediatamente seguida pela aplicação de uma base de compósito para bloquear quaisquer cavidades ou para reconstruir cavidades excessivamente profundas. Isto assegura uma espessura de restauração suficiente, o que facilita a aplicação subsequente de um compósito fotopolimerizável como selante. [43]

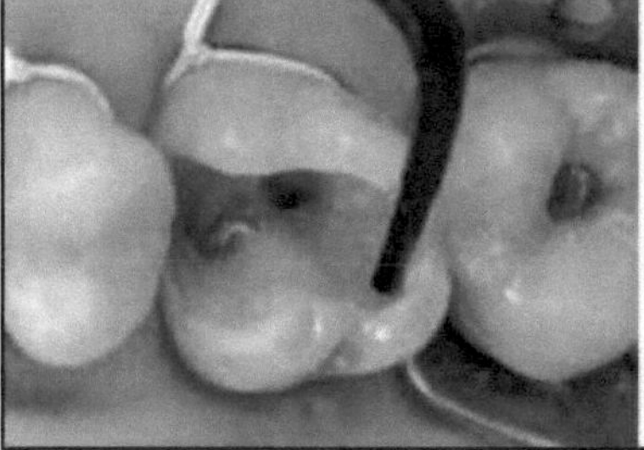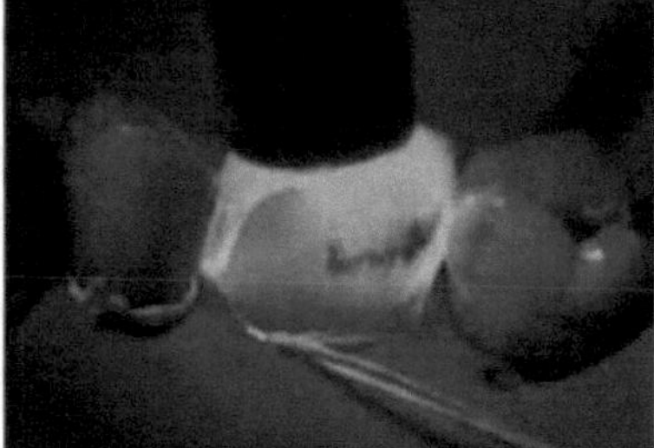

Figura 32: Aplicação de uma camada de resina fluida e fotopolimerização [34]

Após a polimerização final da camada de inibição, as margens do esmalte são normalmente preparadas de novo imediatamente antes da impressão final para eliminar qualquer excesso de resina adesiva e obter uma conicidade ideal.

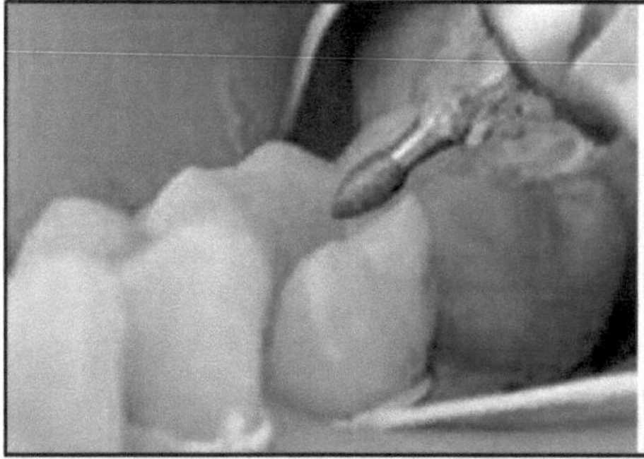

Figura 33: Preparação dos bordos do esmalte para eliminar qualquer excesso de adesivo. [34]

1.6. Tomada de impressões

A técnica de moldagem convencional para restaurações indirectas envolve tipicamente uma moldagem de mistura dupla após deflexão gengival. O material de silicone de corpo leve é injetado à volta da preparação e nas superfícies oclusais dos dentes adjacentes, enquanto o silicone de corpo pesado é colocado na moldeira de impressão e colocado na boca.

Antes de efetuar a moldagem, recomenda-se a preparação do dente utilizando uma pedra-pomes e uma taça de borracha para eliminar detritos e resíduos da camada inibida pelo oxigénio, que podem potencialmente afetar a adesão do material de moldagem [37, 34].

A tecnologia de impressão ótica apresenta uma alternativa intrigante às impressões convencionais.

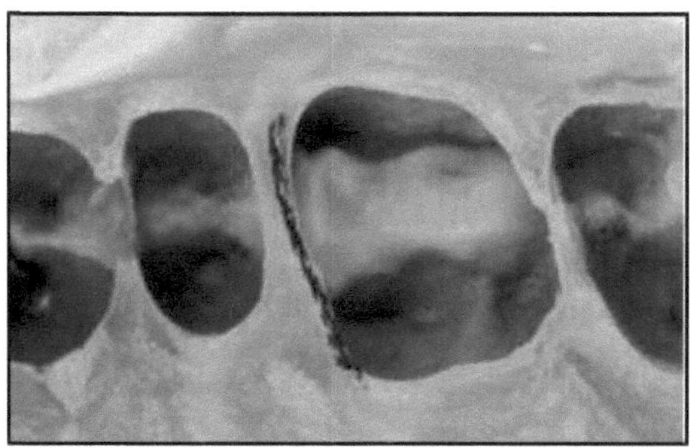

Figura 34: Moldagem com silicone A [34]

1.7. Colocação da prótese provovisonal

Após a moldagem, é colocada uma restauração provisória para preservar o espaço mesio-distal e proteger o antagonista da erosão. Antes da colocação, é aplicada uma camada isolante (como a vaselina) para evitar a adesão da restauração provisória [34]. Devem ser observadas várias precauções:

- As superfícies de dentina cimentada têm uma propensão para se ligarem a materiais temporários à base de resina e cimentos, tornando a remoção difícil. Por conseguinte, as preparações dentárias devem ser cuidadosamente isoladas com um meio de separação (por exemplo, uma camada espessa de vaselina) durante o fabrico da restauração temporária.

- É aconselhável evitar cimentos temporários à base de resina e, em vez disso, fornecer retenção e estabilização mecânicas (por exemplo, bloquear a restauração com adições de resina líquida aos encaixes palatinos). A união de várias restaurações ou a aplicação de pontos de resina fluida sobre as articulações pode aumentar a estabilidade primária da restauração provisória.

- Devido à potencial exposição do adesivo curado aos fluidos orais e à absorção de água, recomenda-se que a fase provisória seja limitada a um máximo de 1 semana [43].

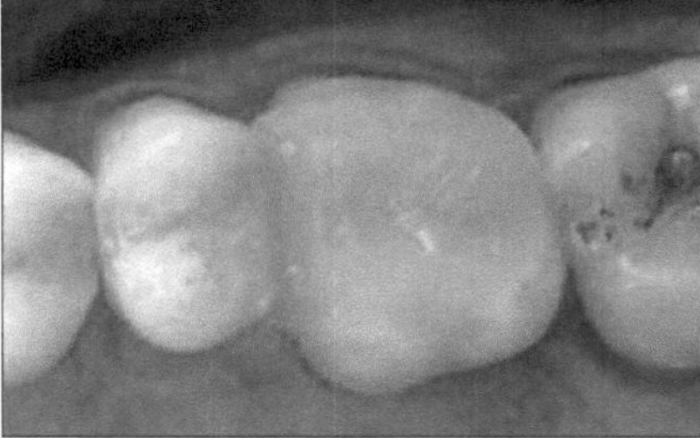

Figura 35: Colocação de prótese provisória [34]

1.8. Colocação da restauração final

As restaurações provisórias foram removidas e cada dente foi meticulosamente limpo. Antes da cimentação da restauração definitiva, é essencial assegurar o ajuste ótimo da peça protética. Isto envolve verificações abrangentes, incluindo a verificação do ajuste da peça protética no molde e dentro da boca, analisando as caraterísticas da superfície, avaliando a integridade da margem, avaliando os pontos de contacto e examinando a oclusão [20,44].

Os protocolos de preparação dos dentes são críticos para conseguir uma colagem bem sucedida em condições óptimas, necessitando da colocação de um campo cirúrgico estanque para isolar a área da humidade oral. Os procedimentos de condicionamento e limpeza da superfície são imperativos antes da colocação do elemento protético. Os resíduos deixados pelo cimento provisório podem ser removidos eficazmente utilizando um polidor de ar com partículas de óxido de alumina de 50 mícrones. Além disso, recomenda-se o desbaste da resina adesiva existente com uma broca de diamante grossa de baixa velocidade ou com um micro-lixamento.

As superfícies previamente seladas com IDS requerem uma limpeza suave com uma escova macia e pedra-pomes para manter a integridade. A dentina, tendo sido hibridizada, apresenta-se como uma área resinosa delimitada por esmalte periférico. A superfície do esmalte é então condicionada com ácido ortofosfórico a 37% durante 30 segundos, seguido de um enxaguamento de 30 segundos e secagem.

Segue-se a aplicação do adesivo de resina em toda a superfície. Nesta fase, a pré-polimerização do adesivo é evitada para assegurar o assentamento completo da restauração [39,43,34,44].

Relativamente à preparação do elemento protético, as superfícies internas das restaurações cerâmicas são condicionadas com ácido fluorídrico a 5% durante 20 segundos para criar irregularidades na superfície. Posteriormente, procede-se à limpeza por ultra-sons em água destilada durante 5 minutos ou à aplicação de ácido ortofosfórico (técnica de doubleetching). Após a secagem completa, é efectuada a silanização para facilitar a ligação entre a cerâmica e o adesivo, seguida de um período de secagem de 60 segundos. A resina adesiva é aplicada nas superfícies cerâmicas, deixada não diluída mas não polimerizada, e mantida ao abrigo da luz até à montagem [7,45].

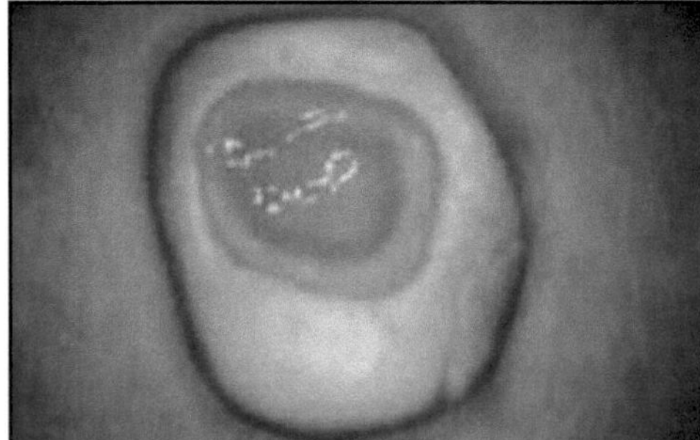

Figura 36: Aplicação de ácido fluorídrico a 5% na superfície interna da prótese [7]

Montagem:

O cimento resinoso é a escolha preferida para a selagem final devido à sua capacidade de se ligar quimicamente ao substrato tratado com IDS. Além disso, as resinas apresentam baixa solubilidade, minimizando assim potenciais fugas ao longo do tempo.

Durante o processo de montagem, deve ser prestada uma atenção meticulosa para assegurar o posicionamento exato da peça protética na cavidade oral. Por isso, é aconselhável efetuar uma prova final antes da colagem definitiva.

O compósito de ligação é aplicado na superfície interna da restauração ou diretamente na superfície preparada do dente. A peça protética é então fixada firmemente no lugar, aplicando uma pressão firme.

A polimerização inicial é efectuada durante 3 segundos, após o que qualquer excesso de compósito é cuidadosamente removido. Posteriormente, é efectuado um passo final de polimerização de 1 minuto para completar o processo de polimerização.

A verificação da oclusão é essencial nesta fase, e quaisquer ajustes necessários devem ser efectuados em conformidade. Finalmente, o preparo é meticulosamente polido usando discos e polidores de grão fino [44].

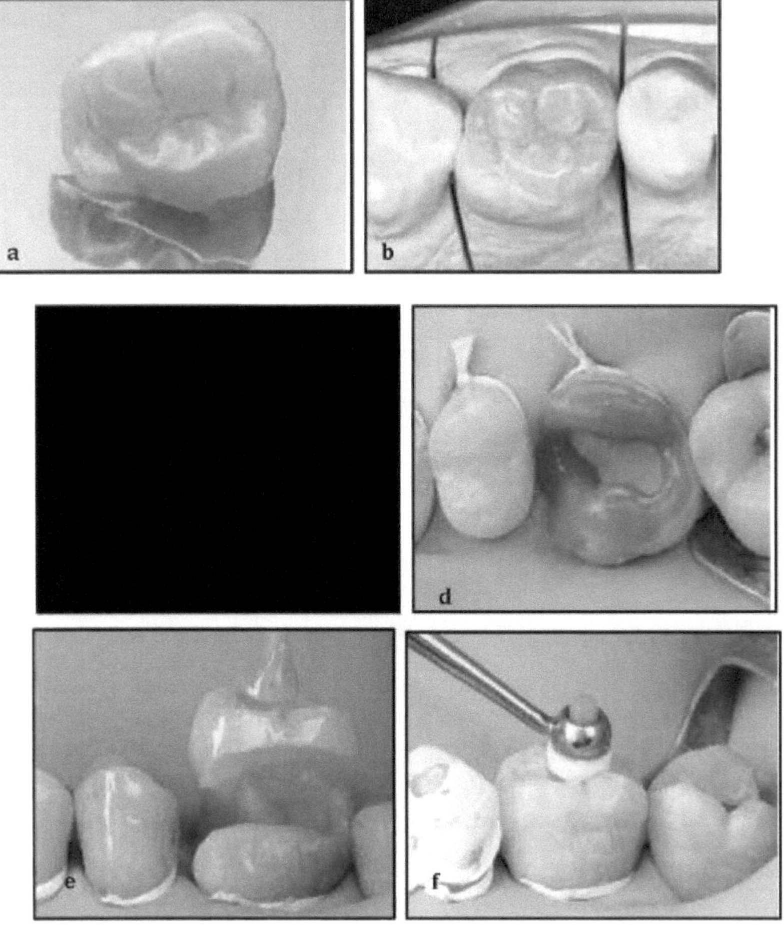

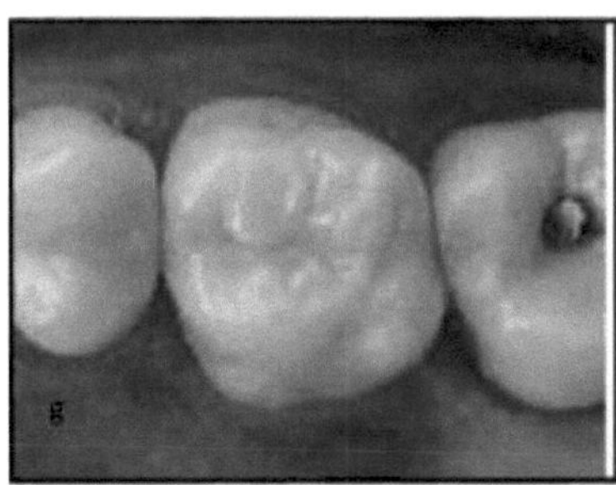

Figura 37: Colocação do componente protético final: a) Posicionamento do onlay cerâmico b) Ajuste do onlay num modelo c) Colocação do onlay no dente preparado após a remoção da prótese provisória d) Condicionamento ácido da superfície do esmalte e) Prova do onlay para verificar o ajuste e a estética f) Cimentação do onlay g) Avaliação final da posição e oclusão da restauração [34].

Quadro 3: As diferentes fases e os seus benefícios segundo Magne [47]

Para fazer	Porquê?
Escavar a dentina exposta com uma broca de diamante.	Para eliminar todos os contaminantes da superfície da dentina.
Aplique o agente de ligação à dentina seguindo as instruções do fabricante (de preferência utilizando um sistema de condicionamento ácido e enxaguamento de 3 passos ou um sistema de condicionamento automático de 2 passos). De seguida, aplique uma camada generosa de resina adesiva (de preferência resina adesiva preenchida) e cure-a com luz. Se for utilizado um adesivo não preenchido, protegê-lo com uma camada de resina fluida antes da fotopolimerização.	Para selar a dentina exposta, aplique uma camada de resina coesiva.
Opcional: Utilizar uma resina composta de restauração normal para corrigir a geometria, melhorar a preparação ou preencher os rebaixos.	Para reforçar as restantes cúspides e melhorar o desenho da preparação.
Cobrir a preparação dentária com um gel de glicerina e polimerizar durante 10 segundos utilizando uma fonte de luz (air lock), depois enxaguar abundantemente com um spray de ar/água.	Para reduzir a espessura da camada inibida pelo oxigénio.
Afinar os bordos do esmalte com uma broca de diamante.	Para remover o excesso de detritos.
Antes de efetuar a moldagem elastomérica, polir suavemente a preparação dentária com uma taça de borracha macia.	Para remover detritos e resíduos da camada inibida pelo oxigénio.
Efetuar a impressão utilizando tecnologia ótica ou materiais elastoméricos.	Para fazer um inlay, onlay, faceta ou coroa.
Aplicar um agente isolante (como a vaselina) sobre a preparação antes de aplicar a resina temporária.	Para evitar que o restauro temporário seja bloqueado.
Ao entregar a restauração temporária: 1) Condimentar suavemente o esmalte e a superfície preparada com H3P04.	Para 1) Remoção/limpeza de detritos para colagem

2) Aplicar um agente de selagem à base de resina (e uma resina adesiva, se necessário) para humedecer a preparação.	E 2) Colar o restauro.

4. Vantagens do IDS

Durante a IDS, o profissional pode concentrar-se no condicionamento ácido, no enxaguamento e na aplicação de adesivo na dentina "seca a húmido" sem se preocupar com o tratamento do esmalte, que ocorre durante a montagem final da restauração. Este condicionamento independente da dentina e do esmalte optimiza o desempenho de ambos os tecidos de acordo com as suas caraterísticas individuais. Recomenda-se limitar o condicionamento da dentina a um máximo de 15 segundos para evitar o condicionamento excessivo e a sensibilidade pós-operatória. [9,15, 43] - Proteção contra a fuga de bactérias:

O IDS protege a dentina da infiltração bacteriana e da sensibilidade durante a fase de prótese provisória. Pashley e colegas [1992] propuseram o selamento da dentina durante a preparação da coroa para prevenir a microinfiltração bacteriana e a subsequente sensibilidade da dentina. Um estudo in vivo afirmou a capacidade de vários adesivos para prevenir a sensibilidade e a penetração bacteriana durante a preparação de facetas de porcelana. [39] - Proteção contra a inflamação da polpa:

A combinação de IDS e a subsequente aplicação de prótese fixa colada oferece melhores resultados para a vitalidade do dente, manutenção e proteção da dentina, preservando a integridade do dente. A IDS proporciona um selamento eficaz da dentina, protegendo a polpa da microinfiltração. As restaurações provisórias e definitivas evitam a microinfiltração, uma medida preventiva que preserva a vitalidade da polpa. [28,48] - Conforto do paciente:

Os pacientes experimentam um maior conforto enquanto usam próteses provisórias, menor necessidade de anestesia durante a inserção da restauração definitiva e menor sensibilidade pós-operatória. [43,24]

- Máxima preservação da estrutura dentária:

Quando utilizada em preparações de coroas de cobertura total com cimentos de ionómero de vidro ou cimentos de resina modificada, a IDS pode aumentar significativamente a retenção, ultrapassando a resistência coesiva do dente. A IDS pode ser benéfica para melhorar a retenção em casos de coroas clínicas curtas e preparações excessivamente cónicas. Ao conseguir uma adesão óptima na superfície interna da restauração (por exemplo, condicionamento ácido e silanização da porcelana para inlays, onlays e facetas), os princípios tradicionais de preparação do dente podem ser omitidos, permitindo a remoção conservadora da estrutura dentária. [43]

- A dentina recém-cortada é o substrato de adesão ideal:

Embora a maioria dos estudos sobre a força de adesão da resina adesiva utilize dentina recentemente preparada, na prática diária, os dentes necessitam de proteção temporária para fins funcionais e estéticos. Surgiram preocupações em 1996 e 1997, quando Paul e colegas notaram que a contaminação da dentina devido à utilização de próteses provisórias poderia reduzir o potencial de adesão da dentina. A sua investigação revelou reduções significativas na força de adesão ao simular a contaminação da dentina com vários cimentos provisórios em comparação com a dentina recém-cortada. A dentina recém-cortada, desprovida de desidratação ou contaminação, facilita a penetração do adesivo dentário após a desmineralização, optimizando a formação da camada híbrida. A dentina recém-cortada está presente apenas no momento da preparação do dente, antes da moldagem. [9, 39,43,49]

- Desenvolvimento de uma ligação dentina-restauração sem stress:

O selamento imediato da dentina facilita o desenvolvimento da ligação à dentina sem stress. A resistência da união à dentina progride gradualmente ao longo do tempo, provavelmente devido à conclusão do processo de copolimerização dos vários monómeros. Reis et al. demonstraram um aumento significativo da resistência da união ao longo de uma semana. Nas restaurações adesivas colocadas diretamente, a ligação inicial à dentina, que é mais fraca, é imediatamente sujeita à remoção do compósito de revestimento e às forças oclusais subsequentes. Pelo contrário, com as restaurações IDS e indiretamente coladas, a ligação à dentina pode desenvolver-se sem constrangimentos devido ao atraso na colocação da restauração inerente às técnicas indirectas e ao adiamento da carga oclusal. Isto resulta numa melhoria notável na adaptação da restauração. [49,43,24,45] - Aumento da resistência de união:

A polimerização prévia do adesivo pode levar a valores mais elevados de resistência de união. Este aumento na resistência de união atribuído ao selamento imediato da dentina deve-se provavelmente ao facto de a polimerização precoce do adesivo de resina aumentar a resistência de união. A polimerização do cimento resinoso ou da restauração de resina composta após a polimerização do adesivo resulta numa melhor resistência de união em comparação com a polimerização simultânea do adesivo, do cimento resinoso e da restauração de resina composta. Isto deve-se ao facto de a colocação da restauração ou a aplicação da resina composta exercer pressão sobre o

A camada híbrida de dentina-resina não polimerizada por baixo, causando o seu colapso. [50]

A adesão efectiva entre uma camada de selante dentinário imediato e um cimento resinoso pode ser atribuída à presença de grupos de metacrilato não reagidos que permanecem na camada adesiva. Consequentemente, pode ocorrer copolimerização entre o cimento resinoso fresco e o adesivo previamente aplicado durante o selamento. A ligação entre o cimento resinoso e a dentina cimentada pode ocorrer devido a radicais livres residuais, interações de van der Waals [forças intermoleculares] e retenção micromecânica. [51]

A observação por microscopia eletrónica da interface dentina-adesivo criada pela IDS em grande ampliação revela uma zona de fratura coesiva entre a resina e a dentina abaixo da camada híbrida. No entanto, esta zona exibe tampões de resina híbrida bloqueados, ausentes durante o selamento tardio da dentina [DDS], indicando uma melhor coesão da camada híbrida na IDS. [9]

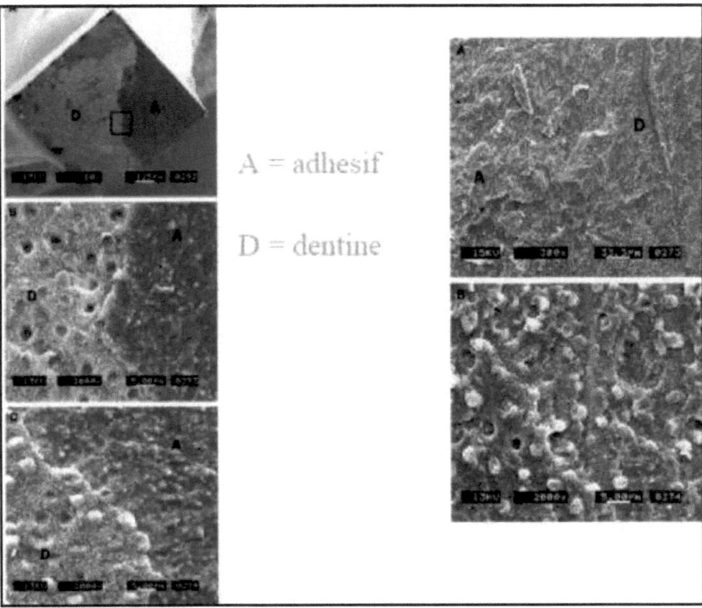

Figura 38: Observação ao microscópio eletrónico da interface adesiva dentinária [9]

Foi demonstrado que a aplicação suplementar de uma resina de baixa viscosidade aumenta a polimerização do adesivo subjacente, conduzindo assim a um aumento da resistência da ligação. [10]

- Integridade marginal e adaptação interna:

O selamento imediato da dentina (IDS) demonstrou uma melhoria no selamento marginal de coroas parciais cerâmicas, particularmente quando as margens estão situadas na dentina, após termociclagem e carga mecânica, em comparação com coroas coladas sem IDS. Adicionalmente, investigações efectuadas por Kitayama et al. indicaram uma redução na microinfiltração nas margens de inlays quando se emprega a técnica IDS. Além disso, estudos recentes de Ashy et al. destacaram que a IDS facilita uma melhor adaptação marginal e permite uma adaptação interna superior de inlays cerâmicos. [8,23]

5. Limites do IDS

- Formação da camada inibida pelo oxigénio:

A camada inibida pelo oxigénio é um subproduto do processo de polimerização em materiais à base de resina, resultante da difusão do oxigénio atmosférico na resina de cura. Este fenómeno leva à formação de uma camada superficial macia e pegajosa na resina recém-curada, conhecida como camada inibida pelo oxigénio. Normalmente com uma espessura de até 40 pm, esta camada surge devido à diminuição da taxa de conversão dos monómeros da resina em polímeros, induzida pela presença de oxigénio, que inibe os radicais livres responsáveis pela reação de polimerização. Alguns estudos sugerem que a remoção da camada inibida pelo oxigénio pode reduzir o risco de contaminação da dentina e melhorar as propriedades interfaciais da restauração final.

Além disso, esta camada pode impedir o processo de polimerização dos materiais de impressão de vinil polissiloxano ou poliéter, comprometendo potencialmente a exatidão do ajuste da restauração final na cavidade preparada [52,53]vv;

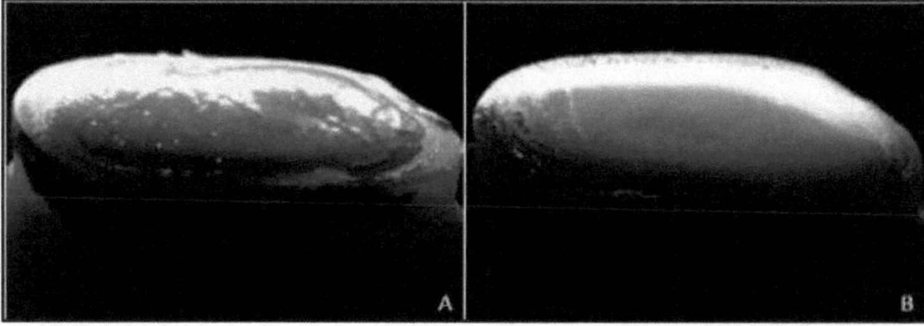

Figura 39: A: Material de impressão não curado (silicone A) após a aplicação de IDS. B: Poliéter não curado após a aplicação de IDS.

A camada inibida pelo oxigénio pode, de facto, interagir com a resina temporária, levando a desafios na força de ligação. Mesmo após limpeza mecânica e condicionamento com ácido fosfórico a 37%, os resíduos do material provisório podem persistir na superfície da dentina [37, 54]. Estes resíduos dos cimentos provisórios utilizados para selar restaurações provisórias podem afetar significativamente a resistência de união da restauração final [38].

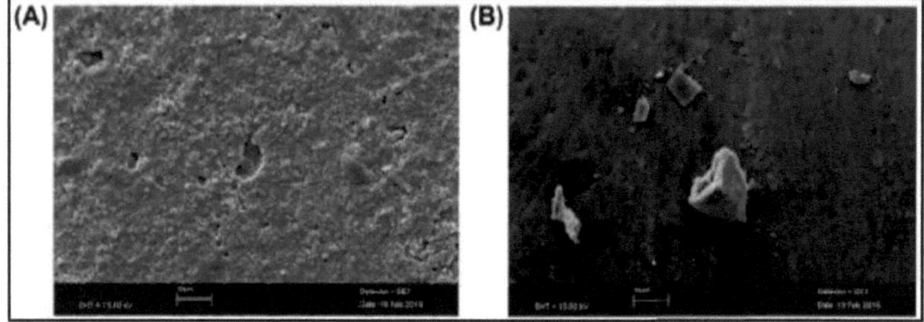

Figura 40: (A) Aspeto da dentina imediatamente após o selamento.
(B) Aspeto da superfície da dentina após a remoção do TempBond® NE utilizando um raspador [37].

- Movimento da água através da resina:

A acumulação de água na interface tem origem na dentina hidratada por baixo, tal como evidenciado por estudos in vitro que destacam o seu impacto adverso na resistência de união dos cimentos de resina à dentina. Estas investigações demonstraram uma maior resistência de união quando os dentes foram submetidos a uma desidratação deliberada através de uma série ascendente de etanol antes da colagem. Uma vez que, na prática clínica, essa desidratação é impraticável, os clínicos são encorajados a utilizar sistemas adesivos menos permeáveis, como o etch and rinse de três fases ou o etch and rinse de duas fases, para a adesão de cimentos de resina à dentina. Estes sistemas incorporam uma camada de resina hidrofóbica e não ácida na terceira ou segunda fase, que minimiza as reacções negativas com as aminas básicas do cimento e reduz a transudação de água da dentina, aumentando assim a durabilidade da camada adesiva. [28] - Espessura da película adesiva:

Uma camada adesiva de dentina excessivamente fina pode comprometer a força de ligação entre o agente de ligação e a resina, enquanto uma película espessa pode impedir o assentamento completo da restauração durante a fotopolimerização antes da colocação da peça protética. [A aplicação de IDS juntamente com resina composta fluida pode reduzir o espaço disponível para a restauração indireta, diminuindo potencialmente a resistência coesiva do material de restauração. [55]

- Protocolo longo e meticuloso:

A cimentação imediata da prótese prolonga a duração da sessão clínica, exigindo passos meticulosos desde o início, incluindo:

- Estabelecimento de um campo operacional.
- Aplicação adicional de compósito adesivo e fluido.
- Repolimento dos bordos periféricos do esmalte.

Em resumo:

Quadro 4: Vantagens e desvantagens dos IDS

Vantagens	Desvantagens
- Condicionamento exclusivo da dentina	- Formação da camada de inibição de oxigénio, que pode causar puxões durante a impressão e a adesão de resinas temporárias.
- Sensibilidade reduzida	- Espessura da película adesiva que pode impedir o reposicionamento.
- Prevenção da inflamação	- Presença de adesivo no esmalte
- Reduzir a necessidade de anestesia	- Movimento do fluido através da resina.
- Melhor aderência	- Técnica [protocolo longo e meticuloso] e Biológica

Conclusão

O selamento dentinário imediato (IDS) foi introduzido por Pashley et al. no início dos anos 90 para ultrapassar as desvantagens do selamento dentinário tardio, uma técnica em que a hibridização da dentina é realizada após a fase provisória e imediatamente antes do procedimento de ligação para restaurações indirectas. O IDS é indicado para restaurações indirectas coladas em que a preparação expõe grandes áreas de dentina.

Uma vez aplicado um dique de borracha, o tecido cariado é removido e o dente é preparado perifericamente. A dentina é identificada e submetida a um breve condicionamento ácido de 3 segundos para reexpor a dentina recém-cortada. De seguida, é aplicado um sistema adesivo de acordo com as recomendações do fabricante, eventualmente seguido de uma resina fluida. É efectuada uma impressão e é colocada uma prótese provisória. Após a fase laboratorial, a peça protética definitiva é colada.

A IDS foi originalmente sugerida para proteger a polpa de fugas bacterianas durante a fase provisória. Mais tarde, demonstrou-se que optimizava a força de adesão, uma vez que a dentina recém-cortada é o substrato ideal para a cimentação. Esta técnica melhora os valores de adesão e assegura uma adaptação marginal e interna superior.

Referências

1. Barone A, Derchi G, Rossi A, Marconcini S, Covani U. Avaliação clínica longitudinal de inlays de compósito colados: um estudo de 3 anos. Quintessence Int [Berl]. 2008;39[lJ:65-71.

2. Duquia Rde C, Osinaga PW, Demarco FF, Conceição EN. Microinfiltração cervical em restaurações MOD: comparação in vitro de compósito indireto e direto. Oper Dent. 2006;31[6J:682-687.

3. Duarte S Jr., de Freitas CR, Saad JR, Sadan A. O efeito do selamento imediato da dentina na adaptação marginal e na resistência de união dos adesivos total-etch e self-etch. J Prosthet Dent. 2009;102[lJ:l-9.

4. Jud C, Schaff F, Zanette I, Wolf J, Fehringer A, Pfeiffer F. Túbulos dentinários revelados com a tomografia de raios X. Dent Mater. 2016;32[9J:1189-1195.

5. Sahin C, Cehreli ZC, Yenigul M, Dayangac B. Permeabilidade in vitro de adesivos etch-and-rinse e self-etch utilizados para selamento imediato da dentina. Dent Mater J. 2012;31[3J:401-408.

6. Pashley EL, Comer RW, Simpson MD, Horner JA, Pashley DH, Caughman WF. Permeabilidade da dentina: selando a dentina em preparações de coroa. Oper Dent. 1992;17[1J:13- 20.

7. Helvey GA. Dentisteria adesiva: o desenvolvimento da técnica de colagem imediata de selagem da dentina/condicionamento seletivo. Compend Contin Educ Dent 1995. 2011;32[9J:22,24-36

8. Ashy LM, Marghalani H, Silikas N. Avaliação in vitro das adaptações marginais e internas de restaurações inlay de cerâmica associadas a técnicas de selamento imediato ou retardado da dentina. Int J Prosthodont. 2020;33[lJ:48-55.

9. Magne P, Kim TH, Cascione D, Donovan TE. O selamento imediato da dentina melhora a resistência de união das restaurações indirectas. J Prosthet Dent. 2005;94[6J:511-519.

10. Oudin Gendrel A, Allard Y, Lehmann N, Sangare A. Collage en odontologie. EMC-Odontologie 2015 [Artigo 23-136-C-10].

11. Guastalla 0, Viennot S, Allard Y. Colagens em odontologia. EMC-Odontologie 2005;l[3J:193-201 [Artigo 23-065-D-10],

12. Perdigao J, Araujo E, Ramos RQ, Gomes G, Pizzolotto L. Odontologia adesiva: Conceitos atuais e considerações clínicas. J Esthet Restor Dent2021;33(lJ:51-68.

13. Thalacker C. Adesão dentária com compósitos de resina: uma revisão e dicas clínicas para a melhor prática. Br DentJ 2022;232(9J:615-9.

14. Malament KA, Margvelashvili-Malament M, Natto ZS, Thompson V, Rekow D, Att W. Comparação da sobrevivência de 16,9 anos de restaurações de cobertura parcial e total de cerâmica de vidro de dissilicato de lítio e.max condicionada com ácido em dentes posteriores: Desempenho e resultados em função da posição do dente, idade, sexo e espessura do material cerâmico. J ProsthetDent2021;126(4J:533-45.

15. Politano G, Van Meerbeek B, Penmans M. Coroas parciais cerâmicas com colagem não-retentiva: Conceito e protocolo simplificado para restaurações dentárias de longa duração. J Adhes Dent2018;20(6J:495-510

16. Rickman LJ, Padipatvuthikul P, Chee B. Aplicações clínicas de compósito de resina

híbrida pré-aquecida. Br DentJ 2011;211(2J:63-7.

17. Kareem N, El-Mowafy 0. Efeito do aquecimento de pré-polimerização nas propriedades mecânicas dos compósitos de restauração. IntJ Dent. 2011;2011:1-6

18. Cheron R, Degrange M. Colles et ciments, s'y retrouver et choisir. Inf Dent 2007;18:1-8.

19. Olivier E, Toledano C. Le collage auto-adhesif auto-mordan^ant solution universelle. InfDent2007;16:834-40.

20. Oliveira L, Mota EG, Borges GA, Burnett LH Jr, Spohr AM. Influência das técnicas de selamento imediato da dentina na deflexão da cúspide e na resistência à fratura de dentes restaurados com inlays de resina composta. Oper Dent 2014;39(lJ:72-80.

21. Lacruz RS, Habelitz S, WrightJT, Paine ML. Formação do esmalte dentário e implicações para a saúde e doença oral. Physiol Rev 2017;97(3J:939-93.

22. Ungar P. Aux racines de nos problemes dentaires. Pour Sci 2020;512(6J:36-43

23. Elbishari H, Elsubeihi ES, Alkhoujah T, Elsubeihi HE. Evidências clínicas substanciais in-vitro e emergentes que apoiam o selamento imediato da dentina. Jpn Dent Sci Rev 2021;57:101-10.

24. Qanungo A, Aras MA, Chitre V, Mysore A, Amin B, Daswani SR. Selagem imediata da dentina para restaurações indirectas coladas. J Prosthodont Res 2016;60(4J:240-9.

25. Heymann HO, Bayne SC. Conceitos actuais na colagem de dentina: foco nos factores de adesão dentinária. J Am DentAssoc 1993;124(5J:26-36.

26. Perdigao J. Colagem de dentina - variáveis relacionadas com a situação clínica e o tratamento do substrato. Dent Mater 2010;26(2):e24-37.

27. Matos AB, Trevelin LT, Silva BT, Francisconi-Dos-Rios LF, Siriani LK, Cardoso MV. Eficiência e durabilidade da colagem: possibilidades atuais. Braz Oral Res 2017;31:3-22.

28. Abu-Nawareg M, Zidan AZ, Zhou J, Chiba A, Tagami J, Pashley DH. Selamento adesivo de superfícies dentinárias in vitro: Uma revisão. Am J Dent2015;28(6):321-32.

29. De Oliveira MT, De Freitas PM, De Paula Eduardo C, Ambrosano GM, Giannini M. Influência da Sono-Abrasão com Diamante, da Abrasão com Ar e da Irradiação com Laser Er:YAG na Colagem de Diferentes Sistemas Adesivos à Dentina. Eur J Dent2007;l(3):158-66.

30. Etienne 0, Toledano C, Paladino F, Serfaty R. Guide clinique : Restaurações de toda a cerâmica em dentes vitais. Paris : CdP. 2011

31. St-Georges AJ, Boudrias P, Sitbon Y. La sensibilite postoperatoire sous les restaurations indirectes : la comprendre etla prevenir ! Real Clin 2011;22(4):335- 44.

32. Nabil RM, Zohdy MM. Avaliação da resistência de ligação à tração do material de restauração cerâmica comparando dois protocolos de selagem imediata da dentina. Al-Azhar J Dent Sci 2021;24(4):345-52.

33. Spohr AM, Borges GA, Platt JA. Espessura dos materiais de selamento dentinário imediato e o seu efeito na carga de fratura de uma coroa de cerâmica pura reforçada. Eur J Dent 2013;7(4):474-83.

34. Pomperski M, Jalladaud M, Tirlet G. Le Scellement Dentinaire Immediat: Protocole Clinique. Biomat Clin 2019 ;4(l):2-8

35. Qanungo A, Aras MA, Chitre V, Mysore A, Amin B, Daswani SR. Selagem imediata da dentina para restaurações indirectas coladas. J Prosthodont Res 2016;60(4):240-9.

36. Nikaido T, Tagami J, Yatani H et al. Conceito e aplicação clínica da técnica de

revestimento com resina para restaurações indirectas. Dent Mater J 2018;37(2):192-6.

37. Augusti D, Re D, Ozcan M, Augusti G. Remoção de cimentos temporários após uma abordagem de hibridização imediata da dentina: uma comparação de métodos mecânicos e químicos para a limpeza do substrato. J Adhes Sci Technol 2018;32(7):693-704.

38. Gailani HF, Benavides-Reyes C, Bolanos-Carmona MV, Rosel-Gallardo E, Gonzalez-Villafranca P, Gonzalez-Lopez S. Efeito de duas abordagens imediatas de selagem de dentina na resistência de união da restauração indireta CAD/CAM Lava™. Materiais 2021;14(7):l-14.

39. Choi Y, Lee E, Kim M. Efeito de diferentes técnicas de selamento imediato da dentina na resistência de ligação à microtensão. Oral Biol Res 2017;41(2):63-8

40. Ghiggi PC, Steiger AK, Marcondes ML, Mota EG, Burnett LH Junior, Spohr AM. O selamento imediato da dentina influencia a polimerização dos materiais de impressão? Eur J Dent 2014;8(3):366-72.

41. De Carvalho MA, Lazari-Carvalho PC, Polonial IF, de Souza JB, Magne P. Significado do selamento dentinário imediato e do reforço de revestimento de resina fluida para sistemas adesivos não preenchidos/ligeiramente preenchidos. J Esthet Restor Dent 2021;33(l):88-98.

42. De Rose L, Krejci I, Bortolotto T. Selamento imediato de cavidades de acesso endodôntico: fundamentos de uma nova técnica restauradora. Odontology 2015;103(3):280-5.

43. Magne P. Selamento imediato da dentina: um procedimento fundamental para restaurações indirectas coladas. J Esthet Restor Dent 2005;17(3):144-55.

44. Saadeddin N, Al-Khalil MA, Al-Adel 0. Efeito do selamento imediato da dentina na resistência à fratura dos onlays cerâmicos de dissilicato de lítio. Swiss DentJ 2022;132(7- 8):482-9.

45. Shafiei F, Aghaei T, Jowkar Z. Efeito do selamento imediato e retardado da dentina mediado pela proantocianidina na resistência dos pré-molares restaurados com inlay de resina composta. J Clin Exp Dent 2020;12(3):e235-41.

46. Campbell S. Dicas de técnica - selamento imediato da dentina e cimentação adesiva de uma coroa de cerâmica. Dent Update 2013;40(l):72

47. Magne P. IDS: Immediate Dentin Sealing (IDS) para preparações dentárias. J Adhes Dent. 2014;16(6):594. 42.

48. Vasluianu RI, Bonnel S, Flores B, Baciu ER, Ilisei D, Murariu A, et al. Aspectos clínicos do selamento imediato da dentina associado à técnica indireta. Romanian J Oral Rehabil2021;13(3):29-35.

49. Leesungbok R, Lee SM, Park SJ et al. O efeito da SIDA (selagem imediata da dentina) na resistência da ligação da dentina em vários períodos de termociclagem. J Adv Prosthodont 2015;7(3):224-32.

50. Choi YS, Cho IH. Um efeito do selamento imediato da dentina na resistência de união ao cisalhamento do cimento resinoso à restauração de porcelana. J Adv Prosthodont2010;2(2):39-45.

51. Abdulrahman SI, Zohdy MM. Efeito do selamento retardado da dentinaversus selamento imediato da dentina na resistência à tração do material de restauração cerâmica.-Um estudo in vitro. Al-AzharJ Dent Sci 2021;24(3):251-7.

52. Magne P, Nielsen B. Interações entre materiais de impressão e selamento imediato da dentina. J ProsthetDent 2009;102(5):298-305.

53. Yamauchi K, Tsujimoto A, Jurado CA et al. Modo Etch-and-rinse vs self-etch para a eficácia da ligação à dentina de adesivos universais. J Oral Sci 2019;61(4):549-53.

54. Brigagao VC, Barreto LF, Goncalves KA et al. Efeito da aplicação de cimento provisório na resistência de união entre cimentos de resina e dentina: selamento imediato e retardado da dentina. J Prosthet Dent 2017;117(6):792-8.

55. Van den Breemer CR, Ozcan M, Cune MS, Van der Giezen R, Kerdijk W, Gresnigt MM. Efeito do selamento imediato da dentina na resistência à fratura de restaurações inlay de dissilicato de lítio e resina composta multifásica. J Meeh Behav Biomed Mater 2017;72:102-9.

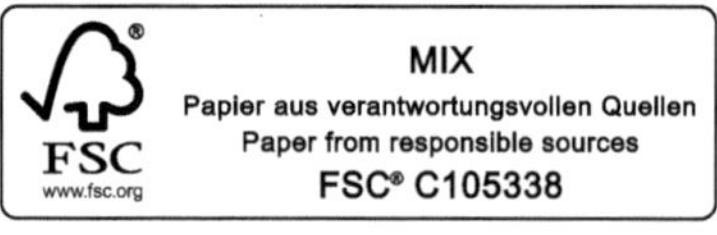

Printed by Books on Demand GmbH, Norderstedt / Germany